家庭小儿推拿调理

全国妇联人才开发培训中心
中国中医药国际合作中心
世界中医药学会联合会中医儿童保健与健康教育专业委员会
组织编写

海洋出版社
2019年·北京

内容简介

全国妇联人才开发培训中心联合有关单位共同开发、实施了“全国家庭服务高级人才开发培训项目”，并组织编写了配套系列教材。本书即是该系列教材中的一本。

主要内容：全书由基础知识、常用手法及穴位、推拿调理技法等三部分组成。其中：第1-2章为基础知识，主要介绍了小儿推拿的历史与发展、小儿生长发育与生理病理特点、小儿喂养与保健知识、家庭小儿推拿的治疗特点及注意事项。第3-4章为小儿推拿常用手法及穴位，主要包括基本手法、复式手法和比较常用的几十种穴位。第5-6章为小儿推拿调理技法，主要介绍小儿常见不适状态的预防措施、促进小儿健康成长的调理方法、小儿抚触的手法和注意事项。

编写特色：1. 作者均为国内顶级专家和小儿推拿一线骨干。2. 资料均来源于经典古籍和实际经验总结。3. 从最为基础的儿童发育讲起，再详细介绍小儿推拿的常用手法及穴位，最后落脚于病前预防和强身益智的推拿调理技法上。4. 在确保操作安全性的前提下，所有操作步骤严谨规范，简单易行。5. 主要穴位、手法均配有插图，直观形象，易于模仿，可读性很强。6. 有关小儿异常情况和增强小儿身心健康成长，在书中都能找到相应的调理方法。

适用范围：本书非常适用于从事婴幼儿照料工作的从业人员和社区工作者，从事小儿推拿的专业技能人员，零基础的年轻父母及家庭其他成员。

图书在版编目（CIP）数据

家庭小儿推拿调理／全国妇联人才开发培训中心，中国中医药国际合作中心，世界中医药学会联合会中医儿童保健与健康教育专业委员会组织编写. —北京：海洋出版社，2019. 8

全国家庭服务高级人才开发培训系列教材

ISBN 978-7-5210-0397-0

Ⅰ. ①家… Ⅱ. ①全… ②中… ③世… Ⅲ. ①小儿疾病-推拿-技术培训-教材 Ⅳ. ①R244. 15

中国版本图书馆 CIP 数据核字（2019）第 163388 号

责任编辑：刘　斌
责任印制：赵麟苏
排　　版：北京润鹏腾飞科技服务中心
出版发行：海洋出版社
地　　址：北京市海淀区大慧寺路 8 号（716 房间）
邮　　编：100081
经　　销：新华书店
技术支持：（010）62100057

发 行 部：（010）62174379（传真）（010）62132549
网　　址：http://www.oceanpress.com.cn
承　　印：北京朝阳印刷厂有限责任公司
版　　次：2019 年 8 月第 1 版
2019 年 8 月第 1 次印刷
开　　本：700 mm×1000 mm　1/16
印　　张：12. 25
字　　数：196 千字
定　　价：42. 00 元

本书如有印、装质量问题可与本社发行部联系调换

本社教材中心诚征选题及优秀作者，邮件请发至：hyjccb@sina.com

全国家庭服务高级人才开发培训系列教材

《家庭小儿推拿调理》编审委员会

编审单位： 全国妇联人才开发培训中心

中国中医药国际合作中心

世界中医药学会联合会中医儿童保健与健康教育专业委员会

《家庭小儿推拿调理》
编 写 委 员 会

顾　问：李振吉

主　编：戴淑凤

副主编：赵　勇　杨志杰　杨　杰

主　审：王素梅　徐荣谦

编　委（按姓氏笔画排序）：

戴淑凤　方　静　路桃颖　沈　潜　杨　杰

杨靖颐　杨志杰　张　毅　赵　勇　周奕琼

插　图：孙茉芊

总策划：关　涛　张　霁　张先民　沈　潜

序　言

随着我国计划生育政策的调整，特别是全面放开二胎政策之后，伴随新生儿数量的显著增加，新生儿疾病预防与治疗任务更为繁重，不仅引起社会的关注，也成为新生儿父母关心的重点。

随着生活水平的提高和医疗知识的普及，人们逐渐地意识到诸如大剂量使用抗生素、动辄打针输液的治疗手段，会给人体埋下诸多后患。在此背景下，小儿推拿逐渐受到重视，作为一种历史悠久的无创技术，不用打针吃药，仅靠简便的有效手法便能改善患儿症状，令越来越多的患儿父母为之赞叹不已，被广为接受。

推拿是中华民族中医百花园中所特有的一朵奇葩，而小儿推拿作为中医推拿的重要组成部分，至今已有2000多年历史。它具有通经、行气、活血、调节脏腑的功效，同时有简繁相宜、操作简便、疗效明显、使用安全的特点，因而成为一种特别适合小儿疾病的疗法。从明清时期起，推拿在小儿诊治中便得到广泛应用，经过历代医家的不断钻研、探索、发展，建立起了完整的理论体系，开始以小儿推拿专科的面貌出现在中医历史舞台上。现在，小儿推拿成为在传统中医辨证理论指导下，通过各种手法作用于小儿机体，以调节脏腑、疏通经络、调和气血、平衡阴阳为原则，达到诊治疾病、提高机体免疫力为目的的一门学科。

小儿推拿属于经济、简便、实用、有效的外治疗法，不需服药和打针，不需要繁杂的辅助医疗设备，只要操作得当就会避免出现创伤和副作用，仅凭一双巧手便可手到病除，符合当代人所推崇的绿色、自然、安全、少创伤、少副作用、低费用的治疗理念。在当下小儿看病难、看病贵、滥用抗生素的背景下，小儿推拿完全符合家长和患儿的需求，成为很多家长的首选。

除了具有治疗疾病的功效外，小儿推拿在强健体魄、未病先防方面也具有重要作用，其操作技法可繁可简、容易上手，经简单培训便可掌握，非常适合于非专业学习应用，易于进入社区和家庭，成为小儿家庭调理的重要手段。本书立足于让小儿推拿进入社区、家庭，选取适合小儿调理预防的技术、方法，针对小儿父母、社区工作人员设计编写，力争做到通俗易懂、图文并茂、重点明确、操作简便，助力祖国下一代的健康成长，减轻小儿医疗资源匮乏的压力。

书中所载小儿推拿调理技术将通过全国妇联系统面向全国城乡社区、家庭举办相应的短期培训来广泛推广，让越来越多的社区工作者和家庭成员能够掌握小儿推拿技法，能用你们的一颗爱心和两只巧手去呵护孩子们的健康，让孩子们能够减轻对药物的依赖。

这也正是组编本书的立意与初衷，后续还将编写其他的相关图书。希望通过各方的共同努力，也希望通过学习与实践，让年轻的父母们掌握好、运用好这些方法和技巧。

希望年轻的父母、准父母们，能静下心来，真切地感受到生命、健康和幸福的真谛。

希望所有的孩子们，能在父母们的精心呵护下充分享受平安、幸福、快乐！

中国中医药管理局原副局长

世界中医药学会联合会创会副主席兼秘书长

李振吉 教授

2019.7.16.

前　言

每个孩子都是父母的小天使，对于父母来讲，让他们最为焦虑的事，莫过于孩子生病。孩子无论是感冒发烧、便秘、腹泻，或者仅是打喷嚏、流鼻涕，很多父母第一时间都是求助于医院。很多情况下不必要的就医不仅浪费了父母大量的时间、精力和财力，同时也加剧了公共卫生资源的紧张，甚至增加了孩子们之间交叉感染的机会。

编写背景

其实，孩子在发育过程中常见的症状，如发热、咳嗽、流涕、便秘、腹泻、厌食、夜啼等，通过家长或保育人员推拿调理就能取得很好的效果，没必要都往医院里跑。这些推拿的方法，就是老祖宗给我们传承下来的小儿推拿。

小儿推拿有着2000多年的悠久历史，为我国儿童疾病预防和治疗做出了非常重要的贡献，也是我国儿童保健及疾病防治的中国特色之一。

国家中医药管理局对2015年人大代表《关于将小儿推拿医术列入技能培训，保障婴幼儿健康，促进创业就业》建议案的答复中指出："小儿推拿具有安全、方便、依从性好等优势，对儿科常见病、多发病具有确切的疗效。发展小儿推拿，对于减少抗生素滥用、保障婴幼儿健康、提高人口质量具有重要意义。"因此，不论是父母还是保育人员，能够掌握一定的小儿推拿技能，不仅可以为孩子的健康成长保驾护航，也可以在一定程度上为社会节约医疗资源、降低医疗支出，同时在给孩子推拿的过程中，还可以增进与孩子的互动与亲情。

目前市面上关于小儿推拿的书籍不下百种，可以说让致力于学习小儿推拿的人们眼花缭乱、无从选择。基于此，在全国妇联人才开发培训中心的大力支持下，我们组成编委会，策划、组编了本培训教材。

主要内容

全书由基础知识、常用手法及穴位、推拿调理技法等三部分组成。其中：

第1—2章为基础知识部分，主要介绍了小儿推拿的历史与发展，小儿生理、病理、病因的特点，如何划分各年龄阶段及各阶段的发育特点，正常小儿的生长发育，小儿的喂养知识，小儿推拿的治疗特点以及适应证、禁忌证、操作要求、注意事项、处方以及常用介质。

第3—4章为常用手法及穴位部分，主要包括小儿推拿的基本手法和复式手法，对常用穴位则按人体部位介绍了小儿推拿中比较常用的几十种穴位。

第5—6章为推拿调理技法部分，主要介绍了小儿常见不适状态的主要表现、调理方法及相应的预防调护；根据小儿体质特点，灵活选择常用调理推拿方法以促进小儿健康成长；小儿抚触的对象、时间、顺序，以及各部位的抚触手法、注意事项。

编写特色

本书的特色是全面、系统，将儿童发育与疾病的特点与小儿推拿密切有机地相结合，既注重实用，也强调安全。既能让读者系统掌握小儿推拿的操作技能，也能够让学员正确认知小儿发育与疾病的特点，避免过度夸大小儿推拿的适应证，误判孩子的病情，延误诊治。书中强调了小儿推拿的注意事项，避免错误的推拿方法给孩子带来不良反应及后果。

本书的特色还包括系统介绍了小儿发育中各个环节的推拿方法，如强身、增高、明目等方法，易学易用，简单安全，是促进儿童健康成长的适宜技术。

本书内容通俗易懂、图文并茂、简单安全，突出实用性和科学性，是一本系统学习小儿推拿的入门教材及实用图书。

读者对象

本书从最为基础的儿童发育讲起，再详细介绍小儿推拿的基础知识以及在疾病预防和强身益智中的应用，而且主要穴位、手法均配有插图，无论是零基础的父母还是有一定育儿基础的专业人员，均可系统地学习小儿发育和小儿推拿的相关知识。

本书非常适合希望在学习小儿发育与疾病特点基础上，再系统学习小儿推拿的从业人员或家长朋友们。故本书的编写，主要面向从事儿童保育工作的人员、从事小儿推拿的专业技能人员以及孩子的父母。

编写团队

本书作者均为从事小儿推拿、儿科临床以及儿童康复的医务工作者，具有长期临床工作经验，不仅具备丰富的小儿推拿知识，而且对儿童的成长发育、儿科常见病的防治有着丰富的经验。大家都有信心编写一本既能够让零基础的非专业人员系统掌握小儿推拿技能，也能够让有一定专业基础的学员得以进一步提升认识与技能的书籍。

诚挚致谢

本书在选题策划、大纲确定、编写修改、书稿评审等过程中，始终得到所有参编作者的倾情奉献，得到全国妇联人才开发培训中心领导和多位工作人员的大力支持与帮助，得到海洋出版社多位编辑的具体指导，在此表示最诚挚的感谢。

由于编写人员水平有限，本书的疏漏、不足及缺陷之处敬请各使用单位和读者们提出宝贵意见和建议，以便在修订时及时补充更正。

主 编

2019年5月

目　录

第 1 章　小儿推拿基础知识 ……………………………… (1)
第 1 节　小儿生理、病理、病因特点 ……………… (2)
第 2 节　小儿年龄分期 ……………………………… (7)
第 3 节　小儿生长发育 …………………………… (10)
第 4 节　小儿的喂养与调理 ……………………… (17)
本章小结 ………………………………………………… (23)
第 2 章　小儿推拿调理概要 …………………………… (25)
第 1 节　小儿推拿调理特点 ……………………… (26)
第 2 节　小儿推拿的适应证与禁忌证 ………… (30)
第 3 节　小儿推拿的操作要求和注意事项 ……… (31)
第 4 节　小儿推拿处方和常用介质 ……………… (32)
本章小结 ………………………………………………… (34)
第 3 章　小儿推拿常用手法 …………………………… (35)
第 1 节　常用基本手法 …………………………… (36)
第 2 节　常用复式手法 …………………………… (51)
本章小结 ………………………………………………… (58)
第 4 章　小儿推拿常用穴位 …………………………… (59)
第 1 节　小儿推拿特定穴概说 ………………… (60)
第 2 节　头面颈项部穴位 ……………………… (64)
第 3 节　胸腹部穴位 …………………………… (73)
第 4 节　背腰骶部穴位 ………………………… (81)

第 5 节　上肢部穴位 …………………………………（91）
第 6 节　下肢部穴位 …………………………………（118）
本章小结 …………………………………（125）
第 5 章　小儿推拿调理之一 …………………………………（127）
第 1 节　新生儿皮肤发黄 …………………………………（128）
第 2 节　小儿发热 …………………………………（132）
第 3 节　小儿咳嗽 …………………………………（134）
第 4 节　小儿扁桃体肿大 …………………………………（137）
第 5 节　食　积 …………………………………（141）
第 6 节　厌　食 …………………………………（143）
第 7 节　呕　吐 …………………………………（145）
第 8 节　便　秘 …………………………………（147）
第 9 节　大便稀 …………………………………（149）
第 10 节　夜　啼 …………………………………（151）
第 11 节　小儿汗证 …………………………………（153）
第 12 节　小儿尿床 …………………………………（154）
第 13 节　小儿湿疹 …………………………………（157）
本章小结 …………………………………（160）
第 6 章　小儿推拿调理之二 …………………………………（161）
第 1 节　小儿常用健康推拿 …………………………………（162）
第 2 节　小儿抚触 …………………………………（171）
本章小结 …………………………………（182）
参考文献 …………………………………（183）

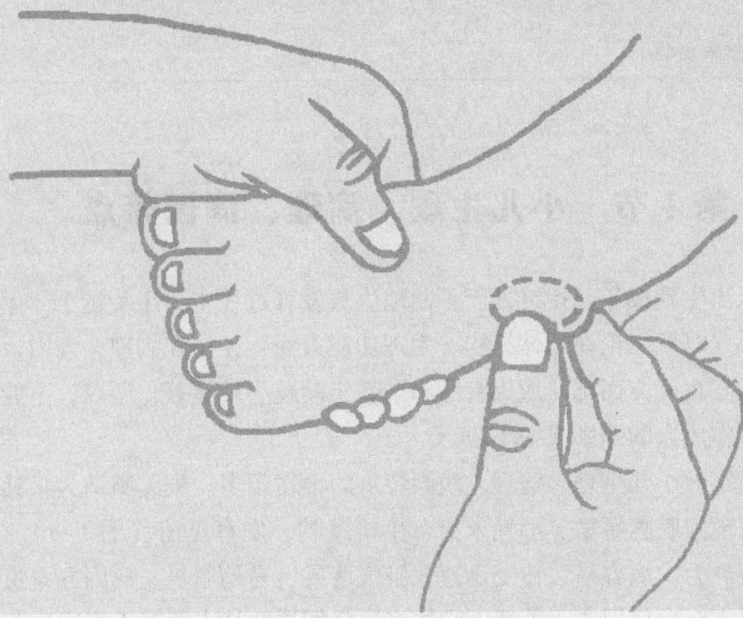

第1章

小儿推拿基础知识

学习目的

了解小儿的生理、病理、病因特点及小儿年龄分期、生长发育特点，从而为小儿常见症状的分析及调理提供依据和指导。掌握小儿的喂养方法与调理措施，能做好小儿常见症状的预防及调护。

第1节　小儿生理、病理、病因特点

小儿从出生到成年，始终处于不断地生长发育过程中，年龄越小，生长发育越快。小儿时期无论在形体结构、生理功能方面，还是在病理、病因、病情演变、生长发育等方面都与成人有所不同，年龄越小越显著，所以，不能简单地将小儿看作成人的缩影或缩小版。

历代医家对小儿生理、病理、病因特点的论述颇多。中医归纳为：其生理特点主要表现为脏腑娇嫩、形气未充、生机蓬勃、发育迅速（图1-1）。病理特点主要表现为发病容易、传变迅速、脏气清灵、易趋康复。病因方面主要表现为先天因素、食伤因素、外感因素居多。掌握这些特点，对于指导小儿调理和疾病防治，有着重要的意义。

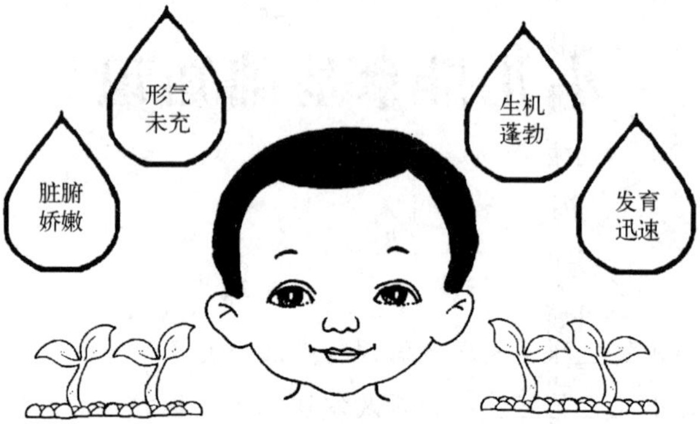

图1-1　小儿生理特点

1. 生理特点

小儿生理特点主要体现在两个方面。

（1）脏腑娇嫩，形气未充

脏腑，即五脏六腑；娇嫩，即娇气、柔弱，发育不成熟、不完善之意。形，是指形体结构，即四肢百骸、筋肉骨骼、精血津液等；气，是指生理功能活动，包括脾气、心气、肺气、肾气等；充，即充实、完善、成熟之意。“脏腑娇嫩，形气未充”是指小儿时期五脏六腑及生理功能都是不成熟、不完善、不健全的。

小儿五脏六腑的形和气皆属不足，但又以肺、脾、肾三脏不足表现更明显。明代医家万全在长期的临床实践中结合前人经验，将小儿五脏的特点归纳为“三不足，两有余”，即小儿肺常不足，脾常不足，肾常虚；肝常有余，心常有余。

小儿肺位在上，为娇脏，主一身之气，司呼吸，主宣发肃降，开窍于鼻，外合于皮毛。小儿肺常不足，肺脏娇嫩，腠理疏松、肌肤薄嫩，卫外不固，易感受外邪，从口鼻皮毛而入，侵犯肺脏。故小儿感冒、咳喘等肺系病证比较常见，其他脏腑病变亦可累及肺，继之发病。

脾胃为后天之本，脾主运化水谷精微，升清降浊，为气血生化之源。小儿在生长发育过程中，年龄越小，生长发育速度越快，因而对营养物质的需求相对于成人多，而小儿脾常不足，脾胃运化功能相对不足或较弱，容易被饮食或乳食所伤，易引起小儿积滞、泄泻、呕吐、腹痛、腹胀等脾胃系病证。

肾为先天之本，肾藏精，主水，主纳气。小儿肾常虚，肾中精气尚未充盛，骨骼尚未坚硬，牙齿未长或长而未紧；青春期前的女孩无“月事以时下”、男孩无“精气溢泻”，婴幼儿二便不能自控或控制能力较弱，小儿常出现尿频、遗尿等肾系病证。小儿心肝二脏亦未充实，功能尚未健全。心主血脉、主神明，小儿心脏娇弱，心气未充，心神怯弱，所以易受惊吓，常出现思维及行为问题等心系病证；肝主疏泄、主风，小儿肝气尚未充实，易引起好动、易惊惕、抽搐等肝系病证。

清代医家吴鞠通运用阴阳理论，结合前人的论述，在其所著的《温病条辨·解儿难》中将小儿的这种生理现象归纳为“稚阳未充，稚阴未长”，即“稚阴稚阳”学说。这里所述的阴，即体内的有形物质精、血、津液等；阳是指体内脏腑及有形之质的各种生理功能。稚阴稚阳的观点，更加说明小儿无论在物质基础还是生理功能上，都是稚幼、不完善的，随着年龄的增长不断地生长发育逐渐趋向完善和成熟。

（2）生机蓬勃，发育迅速

生机，即生命的活力；蓬勃，是指旺盛、有活力；发育，即生长发育；

“生机蓬勃，发育迅速”，是指小儿的机体无论在形态结构方面，还是在生理功能方面，都在不断地、迅速地发育成长。小儿的年龄越小，这种蓬勃的生机就越明显，小儿生长发育的速度也越快。

古代医家把小儿的这种生理现象称为“纯阳”，说的即是小儿在生长发育、阳充阴长的过程中，生机蓬勃、发育迅速的生理特点。

2. 病理特点

小儿病理特点主要有两个方面。

（1）发病容易，传变迅速

小儿脏腑娇嫩，形气未充，为“稚阴稚阳”之体，因此对疾病的抵抗能力较差，加上自己不会调节寒暖，乳食不会自我节制，一旦调护失宜或喂养不当，外则易为六淫等邪气所侵犯，内则易为饮食、乳食所伤，故病理上表现为易于发病，易于传变，传变较快，年龄越小越突出。结合万全在《育婴家秘·五脏证治总论》提出的“三不足，两有余”思想，说明小儿发病容易，外感时邪和肺、脾二脏的病证比较多见，肾系病证及肝风内动心火上炎的病证也较常出现。

肺为华盖、为娇脏，六淫外邪，不论从口鼻，还是从皮毛，均易先侵袭肺系，易引发小儿患感冒、咳嗽、肺炎喘嗽、哮喘等肺系病证，是儿科发病率最高的一类疾病。小儿“脾常不足”，小儿脾胃的功能状态常与小儿快速生长发育的需求不相适应，由于乳食失节、食物不洁、脾胃虚弱等因素，容易出现呕吐、泄泻、腹痛、积滞、厌食等脾系疾病，其发病率在儿科仅次于肺系疾病而居第二位。小儿“肾常虚”，临床多能见到肾精失充、骨骼改变的疾病，如小儿五迟、五软、解颅、遗尿、水肿等肾系病证。

阎季忠在《小儿药证直诀·原序》中指出“脏腑柔弱，易虚易实，易寒易热”，说明小儿疾病发生后，传变迅速的病理特点，主要表现在寒热、虚实等病性的迅速相互转化或同时并见。

易虚易实，指小儿一旦患病，则表现为邪气易实而正气易虚。实证往往可很快转化为虚证，或虚实并见、虚实夹杂的证候。如小儿泄泻和呕吐失治或误治，很容易出现亡阴亡阳。

易寒易热，指在小儿患病的过程中，由于小儿稚阴未长、稚阳未充，前者易呈阴伤阳亢，表现为虚热的证候，后者机体脆弱，容易阳虚衰脱，而出现阴寒之证。如小儿外感风寒易于化热入里，发展为肺炎喘嗽，若小儿素体阳气不足，邪又伤阳，又可引起心阳虚衰，若救治得当，回阳救逆，则病情可由虚转实，表现为痰热闭肺，继续合理调治，则趋于痊愈。

（2）脏气清灵，易趋康复

清，即洁净；灵，即灵巧。小儿的病情发展，虽然传变迅速，但小儿患病之后，常常病情的好转也比成人快，治愈率也比成人高。这是因为小儿为纯阳之体，小儿脏腑清灵，活力充沛，对各种治疗反应灵敏、易适应，并且宿疾较少，病情相对单纯。只要辨证准确、诊断正确、治疗及时、处理得当、用药适宜，病情容易很快缓解，恢复健康，预后也较好。

3. 病因特点

小儿发病的原因和成人基本相同，但由于小儿其自身的生理病理特点，因此小儿对不同病因的易感程度与成人有明显的差别。外感六淫邪气、乳食不当及先天因素是引起小儿发病的主要病因，情志因素、意外因素及其他因素也会引起小儿发病。不同年龄的小儿对不同病因的易感程度是不一样的，比如年龄越小的小儿对六淫邪气的易感程度越高，年龄越小的小儿被乳食所伤的情况越多，初生儿患病则以胎产或先天因素为主。

（1）外感因素

由于小儿脏腑娇嫩，形气未充，肺常不足，易被外邪侵袭，因而小儿外感病证比较多见。外感因素包括六淫及疠气。六淫邪气，即风、寒、暑、湿、燥、火六种外感病邪的统称；疠气，即一种具有强烈传染性的病邪。

风、寒、暑、湿、燥、火在正常情况下称为“六气”，是自然界六种正常的不同气候的变化。如果气候变化异常，六气发生太过或不及，或非其时而有其气，或气候变化过于急骤，机体不能很快适应，就会引起人体患病，这时的六气，便称为“六淫”。“风为百病之长”，肺为娇脏，小儿很容易感受风寒及风热邪气，造成小儿出现感冒、咳嗽、肺炎喘嗽等肺系病证。小儿肺脏娇嫩，很容易被暑热邪气及秋燥之邪所伤，伤及津液，小儿又为纯阳之体，六气易化火，加上小儿病情传变较快，所以小儿外感病多以热性病证为主。

疠气致病特点为传染性强、易于流行、发病急、病情重、特异性强、症状相似、病后多不再复发。小儿为稚阴稚阳之体，抵抗外邪的能力较成人弱，因此很容易感受疫疠邪气，造成疫病的发生及流行。

（2）乳食因素

小儿脏腑娇嫩，形气未充，脾常不足，脾胃运化能力还不健全，脾胃较弱。加上小儿饮食不会自我节制，家长喂养不当，很容易损伤脾胃，造成小儿出现呕吐、腹泻、积滞等脾系病证，故乳食因素也是引起小儿患病的主要原因。

小儿乳食要有序、有时、有量，不可过多、过少、过寒、过热，或过于偏食，如若不当均可损伤脾胃。

乳食不干净也是引起小儿脾胃病的常见原因。小儿智识未开，缺乏安全卫生知识，若家长没有看护好，小儿食用脏东西、被污染的食物等，细菌、病毒等病邪从口而入，很容易造成小儿出现腹痛、呕吐、泄泻等胃肠病证。

（3）先天因素（胎产因素）

先天因素即胎产因素（小儿在母体内或生产时）是引起小儿尤其是新生儿疾病的重要原因。父母的健康状况，对后代有着重要的影响，特别是母亲妊娠期间的健康状况，对胎儿的影响更明显。如果妊娠期间的孕妇情志失调、饮食不当、劳逸过度、房事不节或患病用药不当等都可能会损伤胎儿，进而影响胎儿的生长发育，出现宫内发育不良，甚至出现胎动异常、流产、早产或出生后出现胎弱、胎怯、脑损伤、痴呆等病证。

（4）情志因素

小儿对周边环境的认识角度和成人不同，所以导致小儿患病的情志因素和成人也有区别，七情致病小儿明显少于成人。随着小儿的神志发育逐渐完善，五志已全，七情皆有，孩子早熟，若家长对孩子过于溺爱、教育不当、责打凌辱，或环境的突然改变等，均可引起情志抑郁成疾。最常见的有小儿受到惊吓后易引起夜啼、惊惕、惊风、心悸等病证，威胁小儿身心健康；家长对孩子期望过高、孩子所欲不遂、吃饭时挨骂等引起小儿出现厌食、腹痛、腹胀等脾胃损伤病证和精神行为障碍性病证。

（5）意外因素

由于小儿智力发育尚未完善，缺乏安全意识及对外界危险事物或潜在的危险因素缺乏识别，且小儿生性对外界事物充满好奇，活动范围增大，若家人或看护人员稍有疏忽，就可能会发生中毒、烧伤、烫伤、误食异物、溺水、触电、外伤等意外伤害，甚至造成伤残或死亡。

（6）分娩期因素

分娩过程，若产程过长、胎内窘迫，助产方式有误，也可能引起新生儿窒息、脑损伤、斜颈，甚至五迟五软等并发症。

（7）其他因素

环境污染（如水污染、空气污染、室内外装修污染等）、食品安全问题（如转基因食品、激素或铅含量超标、农药残留等）、医源性损害（院内感染、误诊误治、药物过度或药物不良反应等）等，对小儿的健康状况及生长发育产生严重的影响，已成为不可忽视的或普遍存在的危险因素。

第 2 节　小儿年龄分期

小儿生命活动的开始，起始于卵子与精子结合后产生的胚胎。自胚胎产生之日起，即新生命始终处在生长发育的动态变化过程中。在小儿生命的不同阶段，其形体、精神、生长发育、生理、病理等方面的特点都有着差异性，所以对其养育调理、疾病防治等方面的要求也都不同。为了小儿生长发育的需要，有必要对其进行阶段性的划分。

古代医家对小儿年龄的分期也早有论述，在《灵枢·卫气失常》就提出“十八已上为少，六岁已上为小”，《寿世保元》更将小儿生长发育阶段细分为婴儿、孩儿、小儿、龆龀、童子、稚子等。

目前我们将 18 岁作为儿科病就诊范围的最大年龄。为了小儿生长发育的需要，将不同年龄划分为以下 7 个阶段。

1. 胎儿期

从男女生殖之精相合而受孕，直至分娩断脐，属于胎儿期。胎儿期从孕妇末次月经第 1 天算起，到胎儿生产历经 40 周，共计 280 天，以 4 周为一个妊娠月，俗称“怀胎十月”。

胎儿在孕育期间，借助胎盘脐带与其母体相连，完全依靠母体气血供养，在子宫内生长发育。胎儿在这一时期的生长发育既受到父母体质强弱、遗传因素的影响，又受孕妇的营养、心理、精神状况、疾病用药等因素的影响。因此，做好孕期妇女调理，不仅是为了保护孕妇，更是为了保护子宫内的胎儿，保障胎儿健康孕育成长。

在胎儿期，又分为三个阶段，即孕早期、孕中期及孕晚期。孕早期是从胚胎形成至胚胎发育 12 周基本成型的胎儿，这一时期，最易受到各种病理因素，如感染、劳累、物理、药物、营养缺乏以及不良心理因素的影响，造成流产、胎停、死胎或先天畸形。中间 16 周为孕中期，这一时期胎儿各器官迅速成长，功能也逐渐成熟。后 13 周为孕晚期，这一时期胎儿以肌肉发育和脂肪积累为主，体重增长最快。胎儿期后两个阶段若受到伤害，易发生早产。

2. 新生儿期

从出生后脐带结扎，至出生后满 28 天，称为新生儿期。

新生儿脱离母体后需要在短时期内适应新的内外环境的变化，开始独立生存，肺主呼吸、脾主运化、心主神明、肝主疏泄、肾主生长等生理功能也开始发挥作用。由于新生儿生理调节和适应能力不成熟，受内外环境的影响较大，故新生儿的发病率高，常有感染、窒息、产伤以及先天缺陷等疾病发生。因此，这一时期的调理也特别重要，只有高度重视新生儿的调理，才能降低其发病率和死亡率。新生儿期调理重点强调合理喂养、保暖及预防感染等。

目前国际上将胎龄满 28 周至出生后 7 天，定为围生期。围生期包括胎儿晚期、分娩过程和新生儿早期，这一时期小儿随时会经历巨大变化或生命遭受重大危险，因此这一时期小儿死亡率最高，故特别强调围生期的调理。围生期调理包括胎儿及新生儿的生长发育观察和疾病防治，孕妇的生理卫生和适当处理，分娩时胎儿监测技术，高危新生儿的集中监护治疗，某些先天性疾病的筛查和治疗等，目前形成了“围生期医学”。围生期的死亡率是体现一个国家或地区的产科和新生儿科质量或技术发达的一项重要指标。

3. 婴儿期

从出生后 28 天至 1 周岁，为婴儿期，也称乳儿期。

这个阶段的小儿已逐渐适应外界环境，也是小儿生长发育最为迅速的时期。1 周岁与初生时相比，小儿的体重增长至出生时的 3 倍，身长增长至出生时的 1.5 倍，头围增大 1/3 左右，脏腑功能的发育水平也在不断地趋于完善。由于发育迅速，这个时期小儿需要摄入的热量和各种营养（尤其是蛋白质）特别高，但由于婴儿期小儿的脾胃运化能力弱，容易发生消化功能紊乱和营养不良。半岁以后，来自母体的被动免疫力逐渐消失，而自身免疫功能尚未成熟，加上肺卫娇嫩未固，容易发生肺系疾病、脾系疾病及各种传染病。因此我们提倡母乳喂养、科学育儿，同时做好计划免疫。

4. 幼儿期

从 1 周岁到 3 周岁，称为幼儿期。

这个时期小儿生长速度稍减慢，生理功能更加完善，20 颗乳牙慢慢出齐，学会了走路，活动范围增大，智能发育较前明显，接触周围事物的机会增多，语言、思维、感知、运动等能力增强。由于幼儿期小儿对危险事物的识别能力、自我保护能力差，需特别注意防止意外创伤和中毒。由于这个时期小儿户外活动的增多及活动范围的增大，传染病发病几率也随之增高。断乳和添加其他食物一般在幼儿早期完成，小儿脾胃功能又较薄弱，因此要注意保证营养，防止营养不良的同时谨防呕吐、泄泻等消化功能紊乱病证。

5. 学龄前期

从 3 周岁到 7 周岁，为学龄前期，也称幼童期。

这一阶段的小儿体格发育稳步增长，智能发育也趋于完善，对事物充满好奇，喜欢问各种问题，求知欲望强。这一时期的小儿脑子里已存在不少抽象的概念，如数字、时间等，开始认字并用较复杂的语言表达自己的想法和感情。这个时期是小儿性格形成的关键时期，具有较大的可塑性，因此要注意培养小儿形成良好的道德品质和生活习惯，可以开展早期教育，为入学做好准备。这个时期的小儿也很容易发生溺水、烫伤、坠床、错服药物以致中毒等，需要注意防护。学龄前期的小儿发病率较之前下降，但也需注意加强该年龄期好发疾病的防治，如近视、口腔病证、肾炎、风湿热、呼吸道感染、哮喘等。

6. 学龄期

从 7 周岁到青春期来临（一般为女 12 岁，男 13 岁），称为学龄期。

这个时期的儿童体格发育仍稳步增长，乳牙脱落，代之以恒牙。除生殖系统外其他器官的发育到本期末与成人水平基本接近，脑的形态发育也基本完成，智能发育更加成熟，小儿的自我控制、理解、分析和综合能力也增强，此时期是接受科学文化教育的重要时期。这个时期的小儿发病率较之前年龄期有所降低，但需注意预防近视和龋齿，端正坐、立、行的姿势，养成有规律的生活和学习习惯，保证充足的营养和睡眠。

7. 青春期

受地区、种族、气候各方面影响，青春期有一定的差异，一般女孩从 11~12 岁到 17~18 岁，男孩从 13~14 岁到 18~20 岁。

从第二性征出现到生殖功能基本发育成熟、身高基本停止增长的时期称为青春期。青春期是从儿童向成人过渡的时期，其显著特点是肾气盛，天癸至，生殖系统发育基本成熟，女孩乳房发育，月经来潮，男孩精气溢泻，出现遗精，第二性征逐渐明显。这个时期的体格生长也出现第二次高峰，体重、身高增长显著，心理变化也较大。近些年，小儿进入青春期的平均年龄有提早的趋势。这个时期应培养孩子良好的道德品质，建立正确的人生观、价值观，从而做好该时期易发疾病的防治工作，保障青春期的身心健康。

第 3 节　小儿生长发育

小儿从成胎、出生到青春期，一直处在不断生长发育的过程当中。生长发育是小儿不同于成人的重要特点。一般以“生长”表示形体的增长，“发育”表示各种功能的进步、趋近完善，也可以说生长主要反映为量的变化，发育主要反映为质的变化。生理常数是对健康小儿生长发育规律的总结，是用来衡量小儿健康状况的标准。掌握小儿生长发育规律，对于指导儿童调理，小儿的身心健康及疾病的防治具有重要意义。

1. 体格生长

（1）体重

体重是小儿机体在量的方面增长的总和。测量体重，应在清晨空腹、排空大小便、仅穿单衣的状况下进行，此外，会有一些个体的差异，波动范围一般不超过±10%。

新生儿体重约为3000克。出生后前半年平均每月增长约700克，7个月至1周岁平均每月增长约500克。1周岁以后，平均每年增长约2千克。可用以下公式推算小儿体重：

1~6个月：体重（克）= 3000+700×月龄

7~12个月：体重（克）= 7000+500×（月龄−6）

1岁以上：体重（千克）= 8+2×年龄

通过小儿的体重测量，可以反映小儿体格发育和衡量小儿营养状况。体重增长过快常见于肥胖症、巨人症，体重低于正常均值的85%以下者为营养不良或者过低，可能为厌食、甚至疳证。

（2）身高（身长）

身高是指从头顶到足底的垂直长度。一般3岁以下小儿立位测量不容易准确，建议仰卧位以量床测量，称身长；3岁以上小儿可用站立测量称为身高。

正常新生儿出生时身长约为50厘米。出生第1年身长增长最快，一般增长25厘米左右。前6个月每月增长约2.5厘米，后6个月每月增长约1.5厘米。第2年全年增长约10厘米；2岁时身长约85厘米。2周岁后到青春期前，每年增长约7厘米。身高在进入青春早期后出现第二次增长高峰，速度约为儿童期的2倍，持续2~3年。可用以下公式推算2岁后至12岁儿童的身高：

身高（厘米）= 70+7×年龄

此外，身高增长与种族、遗传、体质、营养、运动、疾病等因素密切相关，若身高出现显著差异可能就是疾病的表现，家长需注意以下情况：如身高低于正常均值的70%，应考虑侏儒症、克汀病、营养不良等（图1−1）。

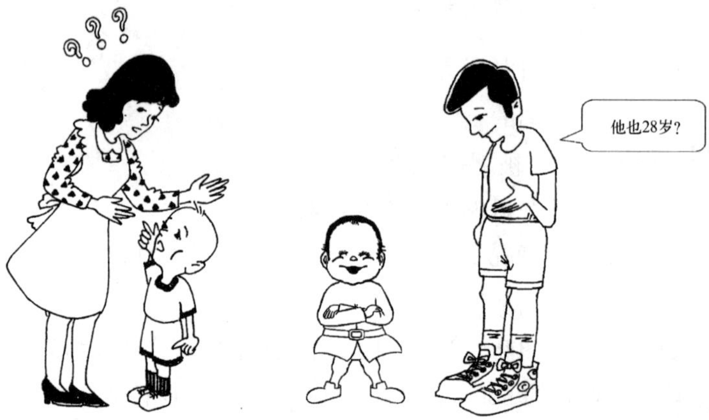

(a) 营养不良的小瘦子　　(b) 长不高的侏儒症

图 1-1　小儿身高过低

(3) 头围

用软卷尺自双眉弓上缘处，经过枕骨结节，绕头一周的长度，即为头围。

新生儿头围平均 33~34 厘米，随着小儿的发育，在出生后前 6 个月增长约 8 厘米，后 6 个月头围增长约 4 厘米，故半岁时小儿头围为 42 厘米，1 周岁时头围为 46 厘米；生后第 2 年头围增长减慢，2 岁时头围为 48 厘米，5 岁时为 50 厘米，15 岁时与成人接近，为 54~58 厘米。头围测量在 2 岁前最有价值，头围过大常见于脑积水和佝偻病后遗症（图 1-2），头围过小提示脑发育不良。

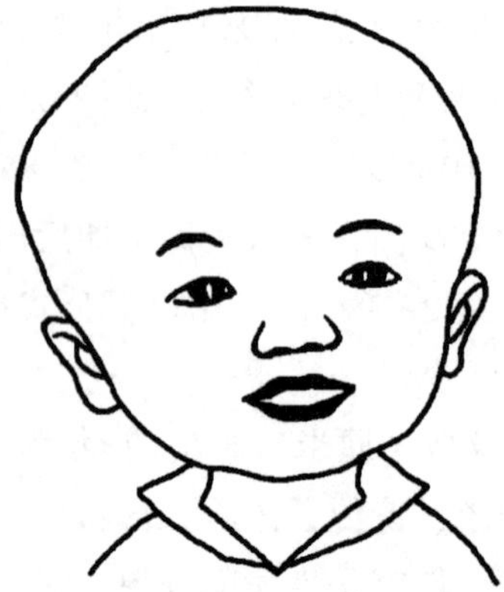

图 1-2　大头脑积水

（4）胸围

测量时用卷尺由后背肩胛骨下缘，经过乳头绕胸一周的长度，即为胸围。胸围的大小与肺和胸廓的发育有关。测量胸围时，3 岁以下小儿可取立位或卧位，3 岁以上取立位。被测者处于安静状态，两手自然下垂或平放（卧位时），两眼平视，测量者立于被测者右前侧，取呼气和吸气时的平均值。

新生儿胸围约 32 厘米；第一年增长约 12 厘米，1 周岁时胸围约为 44 厘米，接近头围，2 岁后胸围逐渐大于头围。一般营养不良的小儿由于胸部肌肉、脂肪发育差，胸围超过头围的时间较晚；反之，营养状况良好的小儿，胸围超过头围的时间则提前。

（5）囟门

囟门有前囟、后囟之分。前囟是额骨和顶骨之间的菱形间隙，其大小测量方法为测对边中点连线距离，出生时 1~2 厘米，以后随颅骨发育而增大，6 个月后逐渐骨化而变小，在 12~18 个月时闭合。后囟是顶骨和枕骨之间的三角形间隙，约 25%儿童在出生时已闭合，其余也应在出生后 2~4 个月内闭合。

囟门早闭并头围明显小于正常者，为小头畸形、脑发育不全；囟门迟闭及头围大于正常者，为脑积水、佝偻病等。囟门凹陷多见于阴伤耗液，囟门凸出多见于热炽气营之脑炎、脑膜炎等。

（6）牙齿

新生儿一般无牙。通常出生后 4~10 个月开始萌生乳牙，均属正常现象（图 1-3）。出牙顺序一般为先下颌后上颌，自前向后依次萌出，唯尖牙例外。

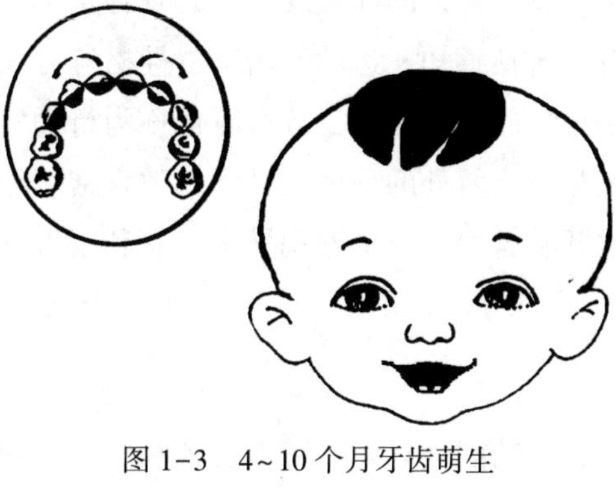

图 1-3　4~10 个月牙齿萌生

1 周岁出 8 颗乳牙，1 岁以后开始出上下左右第一乳磨牙，1 岁半出尖牙，2 岁出第二乳磨牙，在 2~2.5 岁 20 颗乳牙出齐（图 1-4）。12 个月尚未出乳牙者可视为异常。出牙时间推迟或出牙顺序混乱，常见于佝偻病、呆小病、营养不良等，家长需带孩子就医。

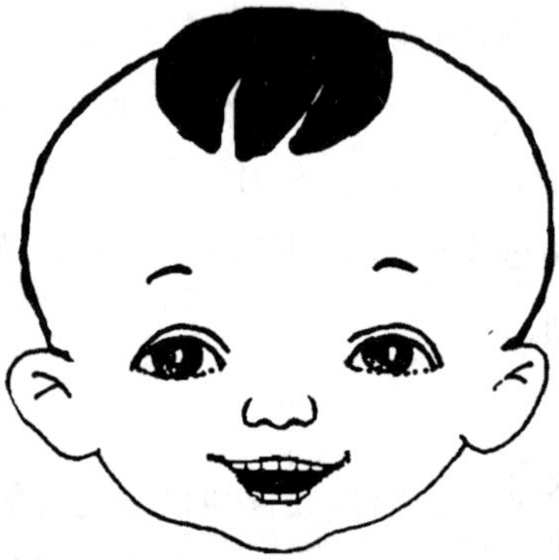

图 1-4　出齐的乳牙

一般小儿从 6~7 岁开始，乳牙按萌出顺序先后逐个脱落，变换为恒牙，最后一颗恒牙（第三磨牙）一般在 20~30 岁时出齐，即智齿，也有终生不出者。

6~24 个月正常小儿内乳牙颗数，可用下列公式推算：

乳牙数=月龄-4（或 6）

2. 智能发育

智能发育和体格发育一样，同样是反映小儿发育正常与否的重要指标。智能发育是指心理发育，包括感知、运动、语言、性格等方面。心理发育在婴幼儿时期大量地反映于日常的行为之中，故有时也称为行为发育。它除了与先天遗传因素有关外，还与后天所处的环境及受到的教育密切相关。了解小儿智能发育规律，可以适时开发智力、及早发现异常，有利于做好小儿调理和治疗。

（1）感知发育

1）视觉发育

新生儿已有视觉感应功能，只能短暂地注视和反射地跟随近距离内（15~

20 厘米）缓慢移动的物体；1 个月可凝视光源，2 个月开始有头眼协调；3 个月头眼协调较好，喜欢看自己的手；4~5 个月开始认识母亲面容，初步分辨颜色，喜欢红色；6~7 个月时目光可随上下移动的物体垂直转动；8~9 个月时出现深度感觉，能看到小物体；18 个月已能区分各种形状，2 岁时能区别垂直线与横线，目光跟踪落地的物体；5 岁时可区别各种颜色；6 岁时视深度已充分发育。

2）听觉发育

婴儿出生时耳鼓膜有羊水潴留，听力较差；3~7 天后羊水逐渐被吸收，听觉已相当良好；3~4 个月时头可转向声源，听到悦耳的声音时会微笑；6 个月时对母亲的声音有明显的反应；7~9 个月时能确定声源，开始区别语言的意义；1 岁时听懂自己的名字；2 岁时听懂简单的吩咐；4 岁时听觉发育完善。

3）味觉与嗅觉发育

婴儿出生时的味觉发育已经很完善，可以对酸甜苦辣等做出反应，4~5 个月的婴儿对食物微小变化很敏感，为味觉发育敏感的时期，故应适时添加各种辅食。小儿的嗅觉发育较慢，6 个月后才能分辨香臭。

4）知觉发育

知觉包括空间知觉和时间知觉两个方面。5~6 个月的小儿已存在手眼协调的动作；1 岁末，开始有空间和时间知觉；3 岁能辨上下；4 岁辨前后；5 岁辨自身左右；4~5 岁有早上、晚上、今天、明天、昨天的时间概念；5~6 岁能区别前天、大前天、后天、大后天这些概念。

（2）运动发育

小儿运动发育有赖于视感知的参与，与神经、肌肉的发育密切联系。发育顺序是由上到下，由粗到细、由不协调到协调，可分为粗大运动和精细运动两大类。

1）平衡与粗大运动

新生儿仅有反射性活动（如吮吸、吞咽等）和不自主的活动；1 个月时抬头 15°左右；2 个月抬头 35°左右；3 个月抬头 90°（图 1–5）；4 个月可用手撑起上半身，出现手足口动作；6 个月能独坐瞬间；7 个月坐稳（图 1–6）；8~9 个月会爬（图 1–7）；11~13 个月能独走；1 岁半能慢跑和倒退走；2 岁会跳；3 岁能快跑。

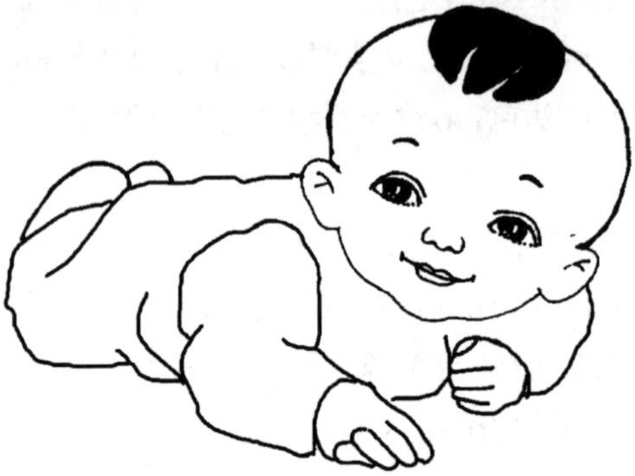

图 1-5 俯卧位抬头

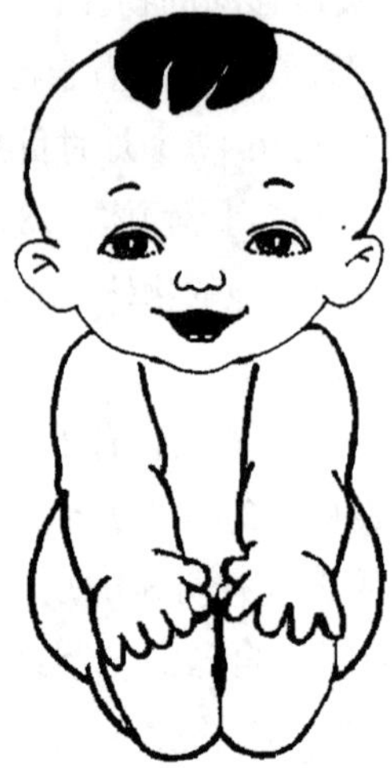

图 1-6 7 个月坐稳

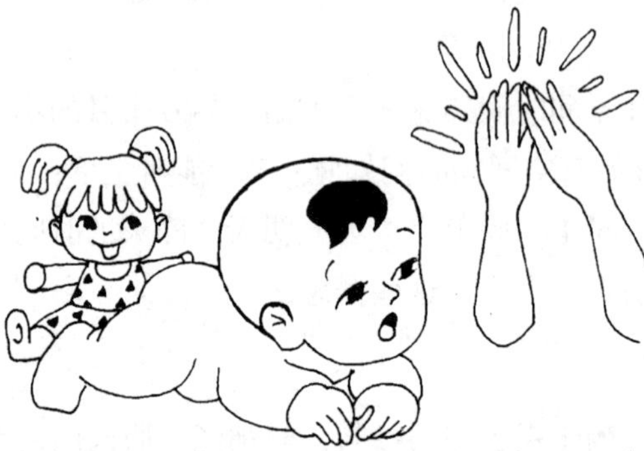

图 1-7 8~9 个月爬行

2）精细动作

新生儿双手握拳；3~4 个月能双手握到一块，玩弄手中物体，并企图抓东西；5~7 个月出现倒手、捏与敲等探索性动作；9~10 个月可用拇指、食指拾细小物品；12~15 个月能用匙，乱涂画；2 岁时会粗略翻书页，可使用筷子；3 岁时会穿简单衣服；4 岁时可绘画及书写。

（3）语言发育

语言是表达思想、意识的一种方式。小儿语言发育的进程存在差异，一般如下：1 个月能哭；2 个月会笑，始发喉音；3 个月能咿呀发音；4 个月能发出笑声；7 个月能发出“妈妈”“不”等复音，但无叫喊亲人之意；10 个月“妈妈”“爸爸”成为呼唤亲人之音；12 个月，能开始发单词句，如，爸爸，妈妈；2 岁后能简单地交谈；5 岁后能用完整的语言表达自己的意思。小儿语言发育除了与脑发育关系密切外，还需要有正常的发音器官，并与后天教养有关。

民间歌谣有：“一哭二笑四发声，五咿六呀七爸妈，一岁懂话会叫人，二岁交谈四唱歌，七讲故事学文章。”

（4）性格发育

性格是指人在对事、对人的态度和行为方式上所表现出来的心理特点或反应。从人的个体性格发展过程来看，小儿性格的形成、变化是在社会生活和教育条件的影响下，经过不断量变和质变而发展起来的。

小儿的性格在新生儿期就有相应的反映，比如在出生后 2 个月，就能对照顾他的人发出特有的“天真快乐的反应”，2～3 个月小儿通过笑、停止啼哭、伸手、用眼神或发出声音等表示见到父母的愉快；3～4 个月会对外界感到高兴的事情表现出大笑；7～8 个月会对不熟悉的人表现出认生；9～12 个月会对外界不同的事情做出许多各种不同的表情反应。

这种最初的性格表现是多变和不稳定的，个体特征也是不鲜明的，随着小儿不断的成长发育，小儿个性特征逐渐鲜明，因为生活环境的不同、个体特征的不同，而表现在对人、对事的兴趣、能力、适应程度方面的差异性。

第 4 节　小儿的喂养与调理

1. 初生婴儿的护养

小儿初生，乍离母腹，如嫩草之芽，娇嫩无比，所处环境突然发生变化，适应能力不足，抵抗力较差，全赖悉心调护，若稍有疏忽，易致患病，甚至夭折。新生儿发病率和死亡率均为一生最高峰，因而，初生儿期调理值得高度重视。

（1）拭口洁眼护肤

小儿出生后，开始呼吸前，必须立即用消毒纱布探入口内，拭去小儿口中的秽浊污物，包括羊水、污血及胎粪等，以免小儿啼声一发咽入腹内。同时，要做好体表皮肤黏膜的清洁，要轻轻拭去眼睛、耳朵中的污物。新生儿皮肤上的胎脂有一定的保护作用，不要马上拭去。但皮肤皱褶处及二阴前后应当用纱布蘸消毒植物油轻轻拭擦，去除多余的污垢。

（2）断脐护脐

胎儿在腹，脐带是胎儿与母体气血经络相通的纽带。婴儿降生，啼声一发，口鼻气通，百脉流畅，小儿开始独立生存。婴儿出生后随即需要断脐。我国古代已认识到，新生儿断脐护脐不可不慎，若处理不洁会因感受邪风而患脐风。新生儿娩出 1~2 分钟，就要结扎脐带后剪断，处理时必须无菌操作，脐带残端要用干法无菌处理，然后用无菌敷料覆盖。若在特殊情况下未能保证无菌处理，则应在 24 小时内重新消毒、处理脐带残端，以防止感染致脐风。

断脐后还需护脐。脐部要保持清洁、干燥，让脐带断端在数天后自然脱落。在此期间，要注意勿让脐部为污水、尿液及其他污物所侵，洗澡时勿浸湿脐部，避免脐部污染，预防脐风、脐湿、脐疮等疾病。

（3）祛除胎毒

胎毒，指胎中禀受之毒，主要指热毒。胎毒重者，出生时常表现为面目红赤、多啼声响、大便秘结等，易于发生丹毒、痈疖、湿疹、胎黄、胎热、口疮等病证。

自古以来，我国有给初生儿祛除胎毒的传统方法，给小儿服用少量具有清热解毒作用的药液，可以减少发病。

祛除胎毒常用的方法如下：

①金银花甘草法：金银花 6 克，甘草 2 克，煎汤，可用此药液拭口，并以少量给新生儿吸吮。

②黄连法：黄连 1~3 克，用水浸泡令汁出，滴汁入新生儿口中。黄连性寒，胎禀气弱者勿用。

③大黄法：生大黄 3 克，沸水适量浸泡或略煮，取汁滴新生儿口中。胎粪通下后停服，脾虚气弱者勿用。

④豆豉法：淡豆豉 10 克，浓煎取汁，频频饮服。

以上方法需在医生指导下使用，不可自行乱用。

（4）洗浴衣着

小儿出生之后，一般当时用消毒纱布拭去体表的血迹，次日给小儿洗澡。洗澡水要用开水，待降温至比小儿正常体温略高时使用，也可在浴汤中加入一枚猪胆之汁以助解毒。洗浴时将小儿托于左手前臂，右手持纱布，蘸水后轻轻擦拭小儿体表。不要将小儿没入水中，以免浸湿脐部。洗毕后可在体表涂以少量消毒花生油或鱼肝油。第 3 天再给小儿洗浴，称为“三朝浴儿”。浴毕将全身拭干，皮肤皱褶潮湿处扑以松花粉或滑石粉。洗浴时注意动作轻柔，防止感受风寒。

小儿刚出生，必须注意保暖，要防止着凉或受暑。寒冷季节需做好保暖工作，室内可采用暖气，或热水袋，或辐射式保暖床，或暖箱等方法。小儿衣着要适宜，衣服应柔软、宽松，容易穿换，不用纽扣、松紧带。临产前应将给小儿准备的衣服取出吹晒，藏衣服的箱子里不可放樟脑丸。我国传统上给新生儿夏季只围一只布肚兜，既凉爽又护腹。天冷时将小儿包入襁褓，包扎松紧要适宜，过松易被蹬开，过紧则妨碍活动。尿布也要柔软而且吸水性强，尿布外不可加用塑料或橡皮包裹。

（5）生后开乳

产妇分娩之后，应将小儿置于母亲身边，给予爱抚。一般生后半小时左右即可给小儿吸吮乳房，鼓励母亲按需哺乳。一般足月小儿吸吮能力较强，吞咽功能基本完善。早期开乳有利于促进母乳分泌，对哺乳成功可起重要作用。开始 2~3 天乳汁分泌不多，但也可满足小儿的需要，若小儿有明显的饥饿表现或体重减轻过多，可在哺乳后补授适量糖水或牛奶，但切不可以糖水或牛奶取代母乳。为了保证母乳喂养成功，必须坚持哺乳，代乳法不利于泌乳的建立。

2. 乳婴儿的护养

婴儿期小儿生长发育很快，小儿脾常不足，合理喂养特别重要。婴儿期调理，要做好喂养、护理和预防接种等工作。

（1）喂养方法

小儿喂养方法分为三种：母乳喂养、混合喂养和人工喂养。

1）母乳喂养

生后6个月内以母乳为主要食物者，称为母乳喂养。母乳营养丰富，蛋白质、脂肪、糖之比例为1∶3∶6，易于消化、吸收，还含有丰富的抗体和免疫活性物质，可以抗感染和抗过敏；母乳温度适宜、经济、卫生；而且母乳喂养能增进母子感情，并可刺激子宫收缩，促产妇早日恢复。因此，母乳喂养最适合小儿需要，应大力提倡母乳喂养，宣传母乳喂养的优点。

母乳喂养方法，由乳母细心观察小儿的个体需要，以按需喂养为原则。一般主张正常足月小儿出生半小时内就可开奶，前两个月可按需喂哺，此后可逐渐定时喂养，每次哺乳不宜超过20分钟。根据每个小儿的情况不同，适当延长或缩短每次哺乳时间，总之以吃饱为度。每次哺乳前，要用温开水拭净乳头，乳母一般取坐位，把小儿抱于怀中，让小儿吸空一侧乳房后再吸另一侧。哺乳完毕后将小儿轻轻抱直，头靠母肩，轻拍其背，使吸乳时吞入胃中的空气排出，可减少溢乳。

断奶时间视母婴情况而定。一般可在小儿9~12个月时断奶，若母乳量多者也可延至1.5~2岁断奶。断奶应遵循不可骤断、逐渐减少直至停止哺乳原则。若正在夏天或小儿患病之时，理应推迟断奶。

2）混合喂养

因母乳不足，而需要添喂牛、羊乳或其他代乳品时，称为混合喂养。混合喂养的方法有两种：补授法与代授法。

补授法：每日母乳喂养的次数照常，每次喂完母乳后，再加喂一定量的代乳品，直到小儿吃饱。这种喂养方法可因经常吸吮刺激而维持母乳的分泌，因而较代授法为优。

代授法：一日内有数次完全喂牛、羊乳代替母乳。使用代授法时，每日母乳哺喂次数最好不少于3次，维持夜间喂乳，否则母乳会很快减少。

3）人工喂养

母亲因各种原因不能喂哺小儿时，可选用牛、羊乳或其他兽乳，或别的代乳品喂养小儿，称为人工喂养。

乳制品：根据当地习惯和条件选用动物乳，以牛奶、配方奶粉最为常见。牛奶所含营养成分与母乳有差别，所含蛋白质较多，但以酪蛋白为主，在胃内形成凝块较大，不易消化。牛奶中乳糖含量低于母乳，每 100 毫升牛奶中可加蔗糖 5~8 克。小儿每日约需加糖牛奶 110 毫升/千克体重，需水每日 150 毫升/千克体重。而配方奶粉则是以牛奶为基础改造制成，降低了酪蛋白、无机盐含量，添加了乳清蛋白、不饱和脂肪酸、乳糖，强化了微量营养素如核苷酸、维生素 A 和维生素 D、β 胡萝卜素、微量元素铁和锌等。使用时应按年龄选择不同的配方段数。

代乳品：在不易获得乳制品的地区或对牛奶过敏的小儿，也可选用大豆类代乳品进行喂养。大豆类代乳品营养价值较谷类代乳品为好，制备时应补足所缺成分，可作为 3~4 个月以上小儿的代乳品。3 个月以下小儿因不易消化，不建议用豆类代乳品。除此之外，也常用米、面制品作为辅助食品，如乳儿糕、糕干粉等，它们大多含碳水化合物多而蛋白质、脂肪过少，所含必需氨基酸也不完善，故使用时要加入一定量的豆粉、蛋粉、鱼蛋白粉或奶粉及植物油，以增加其营养价值。

4）添加辅食

无论母乳喂养、人工喂养或混合喂养的小儿，都应按时于一定月龄添加辅助食品。添加辅助食品的原则：由少到多、由稀到稠、由细到粗、不能同时添加几种，需适应一种食物后再添加另一种；应在小儿健康、消化功能正常时添加。添加辅食的顺序可参照表 1-1。

表 1-1　小儿添加辅食顺序

月龄	添加的辅食
1~3	鲜果汁、青菜水、鱼肝油制剂
4~6	米糊、乳儿糕、烂粥；蛋黄、鱼泥、豆腐、动物血；菜泥、水果泥
7~9	烂面、烤馒头片、饼干；碎菜、鱼、蛋、肝泥、肉末
10~12	稠粥、软饭、细面、馒头、面包；碎菜、碎肉、油、豆制品等

（2）护养方法

婴儿期间生长发育迅速，护养方面除了要合理喂养之外，必须根据这一时期小儿的特点安排起居作息。要经常带孩子到户外活动，阳光及新鲜空气是小儿成长不可或缺的，可以增强小儿体质，增加对疾病的抵抗力。小儿衣着不可过暖，入秋后要缓缓加衣，以锻炼耐寒能力。衣着要宽松，不可紧束而妨碍气血流通，影响发育。小儿要有足够的睡眠，同时要掌握小儿睡眠时间逐渐缩短的生理特点，在哺乳、戏耍等的安排上，注意有利于使之逐步形成夜间以睡眠为主、白天以活动为主的作息习惯。婴儿期是感知觉发育的重要时期，视觉、听觉及其分辨能力迅速提高，要结合生活的实践，教育、训练他们由近及远认识生活环境，促进感知觉发展，培养他们的观察力。

（3）预防接种

婴儿期脏腑娇嫩，卫外不固，易于发生脾胃疾病、肺系疾病和传染病。定期进行体格检查，可早期发现生长发育异常、营养性缺铁性贫血、维生素 D 缺乏性佝偻病等疾病。此外，要调节乳食，使小儿的脾胃功能逐步增强，还要注意饮食卫生，降低脾胃病的发病率。

婴儿期对各种传染病都有较高的易感性，必须切实按照我国卫生部制定的《全国计划免疫工作条例》规定的免疫程序，为 1 岁以内的小儿完成预防接种的基础免疫。

3. 小儿调理的具体措施

随着小儿的成长，其活动能力增强，活动范围扩大，虽体格生长、智力发育，但仍易于发病，需要做好调理工作。

（1）饮食调养

小儿处于“以乳食为主”转变为“以普通饮食”为主的时期，此期小儿乳牙逐渐出齐，但咀嚼功能仍差，脾胃功能薄弱，食物宜细、软、烂、碎为主。同时要培养小儿良好的饮食习惯，定时定量，做到少吃零食、不挑食、不偏食，保证其充足的营养供给，以满足生长发育需要，同时要防止食伤致病。其饮食调养需家长掌握。

（2）心理调节

此时期小儿行为粘人，难以管教。在儿童发展阶段中，这种情形称之依附现象。家长随时注意孩子的身心需求，如饥饿、害怕、孤单等，并给予适当满足，对于其依附需求及行为予以耐心的回馈，帮助孩子发展独立自主的行为模式。

（3）疾病预防

小儿生活范围扩大，患病机会增加。要训练其养成良好的卫生习惯。日常生活中家长要耐心教育，纠正其不良习惯，如吮手、脏手抓食品、坐在地上玩耍等，饭前便后要洗手，腐败污染的食品不能吃，衣被经常换洗。小儿的肺系疾病、脾系疾病发病率高，要防外感、慎起居、调饮食、讲卫生，才能减少发病。还要继续按计划免疫程序做好预防接种，以预防传染病。小儿好奇好动，但识别危险的能力差，应注意防止异物吸入、烫伤、触电、外伤、中毒等意外事故的发生。

本章小结

作为入门知识，本章内容比较丰富，读者不仅能了解到小儿的生理、病理、病因特点及小儿年龄分期、生长发育特点等知识，而且还能掌握小儿的喂养方法与调理措施，从而为进一步学习与掌握小儿推拿技能奠定了坚实的基础。

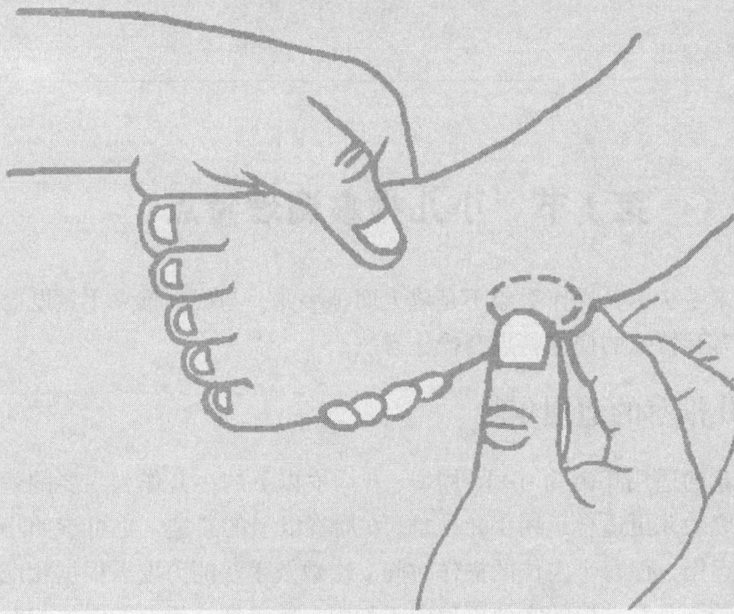

第2章

小儿推拿调理概要

学习目的

了解小儿推拿的治疗特点、操作要求、注意事项及适应证和禁忌证等基础性知识，严格按照操作要求及适用年龄段规范操作，从而确保小儿推拿调理的疗效及安全性。

第 1 节　小儿推拿调理特点

小儿推拿手法因其操作对象不是成人而是小儿，与成人推拿手法既有相同的操作，又有其特殊的操作特点与操作方法。

1. 小儿推拿的适用年龄

小儿推拿的适用年龄为 0~16 周岁，6 周岁以下的小儿作为主要的适用对象，特别是婴幼儿更适合运用小儿推拿。6 周岁以上的儿童，也可参照小儿推拿手法进行运用，但每个穴位的操作时间、次数及手法的力度需根据相应情况增加，此年龄段儿童选取的穴位更偏向于胸腹、躯干部，手部的穴位相对小年龄段运用较少。16 周岁以上者，小儿推拿疗法不再适合运用。

2. 小儿推拿的操作时间

小儿推拿手法操作时间，每次 10~20 分钟，一般不超过 20 分钟；治疗次数一般每天 1 次，若急症或高热等急性热病可每天 2~3 次，慢性病或调理可每天 1 次或隔天 1 次或每周 3 次。小儿推拿一个疗程一般为 7~10 天，每个疗程结束后可休息 3~5 天，然后继续进行下一个疗程。小儿调理推拿每周 2~3 次即可。

操作时间需根据小儿年龄的大小、体质的强弱、疾病的缓急、病情的轻重，以及手法特性等因素进行灵活变化。如小儿年龄较大、体格比较强壮、病势较急的，手法的操作时间就相应偏长；年龄偏小、体格比较瘦弱、病势较缓的，手法操作时间也就偏短。

3. 小儿推拿操作顺序

小儿推拿的常用穴位，除十四经穴和经外奇穴，多数为小儿特定穴，这些特定穴大多分布于头面部和两肘以下的部位，所以小儿推拿手法的操作，也应按一定顺序进行。临床中有如下三种方法。

（1）部位顺序

一般是先头面，次上肢，再胸腹、腰背，最后推下肢。上肢部穴位，不分男女，一般习惯推拿小儿左手，也可推拿右手，其他部位的双侧穴位，两侧可同时操作，也可逐次操作。

（2）手法顺序

先操作轻刺激手法，如推法、运法、揉法等；后操作重刺激手法，如掐法、拿法、挤捏法等，防止刺激小儿哭闹，影响下一步治疗的进行。

（3）穴位顺序

一般先推主穴，后推配穴；也可先推配穴，再推主穴。如脾虚泻可先推上肢主穴补脾土、补大肠等，后推腰背部配穴，如推上七节骨、揉龟尾等；胃热呕吐，则可先推颈项部主穴天柱骨、后推上肢部配穴揉板门，清大肠等。

总之，在小儿推拿运用过程中，不需拘泥于顺序，应根据具体情况、病情缓急、小儿的体位灵活变化掌握。

4. 小儿推拿的手法特点

（1）手法操作特点

小儿推拿手法分为两种：常用手法和复式手法。常用手法是小儿推拿最常运用的基础手法，又称单式手法；复式手法是仅运用于小儿的一种特殊操作方法。

总的来说，小儿推拿的手法种类较少，《厘正按摩要术》中提出的小儿推拿手法为“按、摩、掐、运、推、揉、搓、摇”八法。随着小儿推拿的发展，近代部分成人推拿手法逐渐演变运用到小儿推拿手法当中，使得小儿推拿手法较之前有所发展而较丰富，如擦法、捏法等，并形成了现在最常用的小儿推拿手法：推、摩、揉、拿、捏、挤捏、运、刮、掐、捣、按、搓、拍、摇、擦。部分手法虽然在名称上、操作方法等方面和成人推拿手法相似，但是在手法运用时，其刺激强度、速率、节律等方面是不一样的。

在临床应用中，小儿推拿手法是与具体穴位结合在一起的，如开天门、推坎宫、下推七节骨、掐总筋、捣小天心等。在手法操作的过程中，手法的补泻效果是由手法操作的方向、时间长短、刺激量的大小等所决定的。如七节骨的推法操作，上推七节骨具有温阳止泻的作用，用于小儿虚寒型腹泻或脾虚泻；而下推七节骨具有泻热通便的作用，用于小儿痢疾、肠热便秘等病证。

另外，由于小儿皮肤比较娇嫩，在小儿推拿手法操作时，常使用一些推拿介质，如滑石粉、麻油、葱姜水、冬青膏等，不仅可以润滑肌肤，防止擦破小儿肌肤，还能起到加强临床疗效的作用。

（2）手法操作的补泻

小儿推拿是“以指代药、以指代针”，通过在小儿肌肤体表穴位或特殊部位操作来防治疾病的一种外治法。推拿掐揉，性与药同；寒热温凉，取效指掌。小儿推拿的补泻，是由手法在穴位上操作的方向、时间和频率、刺激的强弱及所选取穴位的功效等因素所决定的。

1）手法操作的方向

小儿推拿特定穴位是小儿推拿的重要内容，这些穴位由其特定的操作方向决定补泻性质。根据穴位点、线、面分布的规律，小儿推拿手法操作分为直线和旋转方向两种。直线方向的操作主要用推法，如分布于手掌部位的脾经、肝经、心经、肺经，其补泻方向均相同，即由指尖推向指根为补，由指根推向指尖为泻，唯有肾经补泻推的方向与之相反。《小儿推拿学概要》指出：“推法中分补（由指尖向指根推）、泻（由指根向指尖推），及平补平泻（来回推）三种。因其方向不同，故作用亦异”。此外，以五脏命名的穴位即五经穴，旋推为补，直推为泻。

对于分布于经络循行路线上的穴位，如三阴交、中脘，顺经络走行方向推为补，逆经络走行方向推为泻，来回顺逆推则为平补平泻。旋转方向的操作，多用运、摩、揉等手法，关于左右旋转操作补泻说法不一，但是腹部的操作，一般顺时针（右）旋转为泻法，逆时针（左）旋转为补法，左右顺逆为平补平泻，如顺逆摩腹、揉中脘、揉神阙等。

2）手法操作的频率和次数

推拿手法在穴位上操作次数的多少、频率的快慢，是衡量手法补泻的标准之一。适当的推拿次数和频率，可使疾病快速痊愈；若次数少、时间短，刺激量不够，会影响疗效或没有疗效；而次数过多，频率过快对身体无益。年龄大、体质强壮，病性为实证的小儿，手法操作宜次数多、频率快、刺激量大；年龄小、体质弱小，病性为虚证的小儿，手法操作则要求次数少、频率较慢、刺激量小，才能提高疗效。

具体应用时，一般对于 1 岁左右的小儿，使用较为柔和的手法进行操作，如推、摩、揉、运等手法，每个穴位操作 100～300 次。年龄大、体质强、病情重的小儿，操作时主穴要多推、重点推主穴；年龄小、体质弱，配穴要少推。掐、按、拿、摇、搓等刺激重的手法，一般只需 3～6 次。总之，具体应用时，需经过辨证，灵活掌握手法次数和频率，才能提高临床效果。

3）手法刺激的强弱

手法作用在体表穴位上的大小、刺激强度直接影响手法的补泻效果。力量小、刺激弱、较为轻快柔和的手法为补法，力量大、刺激强的手法为泻法，如掐法、拿法等。古人在《厘正按摩要术》中指出“掐由甲入，用以代针”，掐之较生疼，具有醒神开窍、通经止痛的作用。而推、摩、揉、运等比较柔和、轻重适宜、缓急恰当，可以起到中和施之，调阴阳、和气血、通经络、调整脏腑功能，具有补益身体、扶助正气的作用。前提是这些操作是在同一穴位上而言，若同一手法针对的小儿年龄不同、体质不同或穴位不同，产生的补泻效果也会不同，初生儿用 5～8 岁儿童推法的力度可谓之泻法。若同一力量的推法，作用于同一人体不同穴位上，手法补泻效果也会不一样。手法的补泻不仅与手法刺激的强弱、力量大小有关，还与穴位本身的功效密切相关，如从指尖向指根推脾经，可补脾经，具有健脾助运的作用；大鱼际赤白肉际处，从掌横纹处推向拇指根，可清胃经，具有清胃热，消腐食的作用。

恰到好处地运用补泻手法，才能起到良好满意的疗效。而推拿手法的操作方向、频率和次数、刺激的强弱及穴位自身的功效，是应用手法补泻效果的重要因素，需要我们在具体应用时严格遵守，灵活掌握。

（3）手法练习的要求

小儿推拿和成人推拿都是实践性很强的中医外治方法，要求熟练掌握和灵活应用。小儿推拿手法看似简单，用力轻，但具有较强的技巧性，只有不断地练习才能领悟其中的奥妙。小儿推拿手法主要在人体穴位上进行反复的操作练习，不断认真感受指下的手感，最终达到“熟能生巧，巧能生变”。先掌握手法的刺激量、频率和节律，最终熟练掌握各种小儿推拿手法的操作，达到灵巧协调、运用自如、得心应手、恰到好处地操作。

此外，要与小儿和谐相处，保证小儿愉悦的心情、身体放松，也是小儿推拿手法练习时必不可少的，有助于小儿推拿的操作。

第 2 节　小儿推拿的适应证与禁忌证

小儿推拿属于外治疗法、绿色疗法，既经济又安全，效果也比较显著，运用范围比较广，且简便易操作。

1. 适应证

一般小儿常见病和多发病均可运用小儿推拿，基本每个系统的病证均可运用，分述如下。

呼吸系统：感冒、咳嗽、肺炎喘嗽、发热、哮喘、支气管炎等。

消化系统：呕吐、厌食、便秘、腹泻、腹痛、腹胀积滞、疳等。

泌尿系统：遗尿、尿频、多尿、水肿等。

其他疾病：夜啼、惊风、口疮、近视、斜视、小儿斜颈、多动症、抽动症、小儿脑瘫、脱肛等。

以上病证，家长操作时切不可将小儿推拿作为治疗小儿病症的主要疗法，毕竟各位家长没有接受过正规医疗教育，只作为辅助即可，或拿不准的需去正规医疗机构找专门的小儿推拿医师操作。

2. 禁忌证

小儿推拿也有其不适应病证或禁忌证，必须严格掌握，以防意外事故的发生。

①各种急性传染病、感染性疾病，如重症肺炎、结核、水痘、肝炎等。

②各种恶性肿瘤者。

③各种血证、血液病或有出血倾向者。

④骨与关节结核和化脓性关节炎者。

⑤烫伤、烧伤和皮肤破损等皮肤病病证。

⑥剧烈运动后、饮食后、过饱、过饥、过度劳累时。

⑦骨折早期和截瘫初期。

⑧严重心、肝、肾等器质性疾病及极度虚弱的危重病患儿。

⑨诊断不明，不知其治疗原则的疾病。

第 3 节　小儿推拿的操作要求和注意事项

小儿推拿手法与成人推拿手法不同，它是一种充分吸取了成人推拿手法的精髓，结合小儿自身的生理、病理特点，所形成的具有自身特色、符合小儿体质、易被小儿接受的操作手法。

1. 操作要求

小儿推拿手法操作的基本要求为“轻快、柔和、平稳、着实”八个字。此外，小儿推拿与穴位结合在一起是小儿推拿手法的一个重要特征。

（1）轻快

“轻”是指手法的力度轻，“快”是指手法的频率快。由于小儿肌肤娇嫩、柔弱，不受耐力，因此小儿推拿手法的力度要轻。另外，小儿推拿的调阴阳、和气血、调理脏腑、扶助正气、祛除外邪等作用，离不开外界的手法刺激，所以，要想达到由量的积累到质的变化从而产生效果，必须加快手法的频率。

“轻快”是手法对小儿特殊体质的必然结果和基本要求，临床当中，小儿推拿手法较成人推拿手法普遍力度轻、频率快，同时强调轻而不浮，一般每分钟操作 200~300 次。

（2）柔和

“柔和”是指手法的动作要温柔、力量要缓和，变换要自如。使手法“轻而不浮，重而不滞”，同时“刚中有柔，柔中有刚”，做到刚柔相济。柔和与力度较轻有关，但不等于柔和就是轻手法。可以说，柔和是一种境界，更是一种状态，是经过反复的演练、功法的加强、理解和感悟慢慢将各种手法寓于其中。具体应用时，如加大接触面，同样的力度，面积越大，力越分散，小儿就会感觉舒适，手法就显得比较柔和，总之需勤加练习，没有捷径可走。

（3）平稳

“平稳”是指手法的力度、频率、幅度要保持均匀，在操作过程中不可力度忽轻忽重、频率忽快忽慢、幅度忽大忽小，要保持动作波动不大，相对恒定。手法之间的转换也不能太突然，如一般依次操作摩法、推法、运法、揉法等类似的手法，而将波动较大的拿肚角、捏脊、拿肩井等幅度大的手法放到后边操作。

（4）着实

“着”是指吸附的意思，“实”是指实在的意思，着实即是轻而不浮的落脚点，手法着实才会产生疗效。操作时，需将小儿的体位和小儿需要操作的部位固定起来，以便手法如磁铁一样吸附在作用部位上，这样才能体察小儿推拿部位的病理特征，才能使指下功夫达到深层，总之，要求“指不离肤”。临床当中，判断手法是否着实，一般看推拿过后局部肌肤的温度、柔软程度、色泽等。

2. 注意事项

应用推拿手法治疗小儿病证时，手法要求“轻快、柔和、平稳、着实”，切莫操之过急，同时还要根据小儿的生理、病理特点，注意以下几点：

①操作者手指甲要修剪圆润，长短适宜，防止伤及小儿。

②操作者两手要保持清洁、温暖。天气冷时，应搓热后再操作，以免手凉刺激小儿，影响治疗。

③室内保持适宜温度，20 多摄氏度为宜，空气要流通，环境要安静。

④治疗过程中要认真操作，要态度和蔼、细心、耐心，密切观察小儿反应。

⑤操作时，应先用轻柔手法，先争取小儿配合，再进行治疗。

⑥推拿穴位时，一般配用推拿介质，以防擦伤小儿肌肤。

⑦推完一个小儿后，要清洗双手，再行下个治疗，避免交叉感染。

⑧对于惊厥的小儿，操作后，如未停止，应使其侧卧，并以压舌板置小儿口中，促使呼吸通畅，以免发生窒息，并随时结合其他急救措施。

第 4 节　小儿推拿处方和常用介质

小儿推拿处方，即把小儿常用穴位和手法操作，按照一定要求或规则组合在一起。小儿推拿处方的拟定，与中药处方一样，也是按照理、法、方、穴的思路来辨证施治。

1. 小儿推拿处方

小儿推拿处方是将手法名称和穴位名称结合在一起，所表达的一种推拿操作。如肚角穴用拿法，称“拿肚角”；板门穴用揉法，称“揉板门”。推拿法还包括手法的补泻，如“补脾经”，指用补法推脾经，而“清脾经”指用泻法推脾经。推拿法也能体现手法在穴位上的操作方向，如“上推七节骨”“板门推向横纹”“横纹推向板门”等。

在推拿处方上，要标明每个穴位的操作次数和时间，如运内八卦 200 次，摩腹 3 分钟，捏脊 9 遍，掐四横纹 6 次等。

小儿推拿处方不是将类似的手法和穴位简单地叠加在一起，而是根据病情，结合病因、病性、病位、病势，按照一定的组方原则，选择适宜的穴位和手法组合而成。在小儿推拿处方中也有主穴和配穴。主穴是针对病因或主证而起主要治疗作用的穴位，一般有 1~3 个。配穴有三方面的作用，一是加强主穴的治疗作用，二是对主穴有制约作用，三是协助主穴治疗一些兼证。

如：风寒感冒的小儿推拿处方，头面四大手法 60 次（开天门 60 次、推坎宫 60 次、运太阳 60 次、揉耳后高骨 60 次）、清肺经 300 次、推三关 300 次、拿风池 20 次。主穴为开天门、清肺经、推三关，其他为配穴。

2. 常用介质

为了提高治疗效果，润滑和保护皮肤，推拿时在操作部位的皮肤上涂抹某些物质，这些物质就是介质。推拿介质一般常用的有粉剂、膏剂、油剂和酊剂。临床常用的推拿介质有以下几种。

滑石粉：即医用滑石粉，是最常用的一种介质。有润滑皮肤、干燥除湿的作用。一年四季均可使用。临床上也经常用质量较好的爽身粉代替。

葱姜水：将生姜、葱白捣烂取汁，或者将葱姜切片用 95% 乙醇浸泡，按 1∶3的比例取汁用。葱姜水辛温发散，有助于驱散外邪，多用于冬春季节的风寒表证。

薄荷水：取鲜薄荷捣烂取汁，或干薄荷叶浸泡于适量的开水中去渣取汁用。有辛凉解表、清退暑热的作用，多用于夏季，外感风热等所致的发热、咳嗽等证。

凉水：即凉开水。能够清凉退热，一般用于小儿外感发热。

冬青膏：有温经散寒的作用，多用于小儿虚寒性腹泻。

外用药酒：用中药浸泡于白酒中，数日后取其浸出液使用。

小儿肌肤比较娇嫩，在手法的操作过程中，根据病情的不同和季节的变化，小儿体质的各异，选择适宜恰当的推拿介质，同时谨防介质造成小儿皮肤过敏，遇到这种情况，可停用或到医院处理。

本章小结

小儿推拿有其独特的调理特点、适用年龄、操作时间、操作顺序、操作要求和注意事项，也有着明确的适应范围和禁忌范围。因此，为了确保小儿推拿调理的效果及安全性，需要读者了解并掌握相应的知识，严格按照操作要求及适用年龄段规范操作。

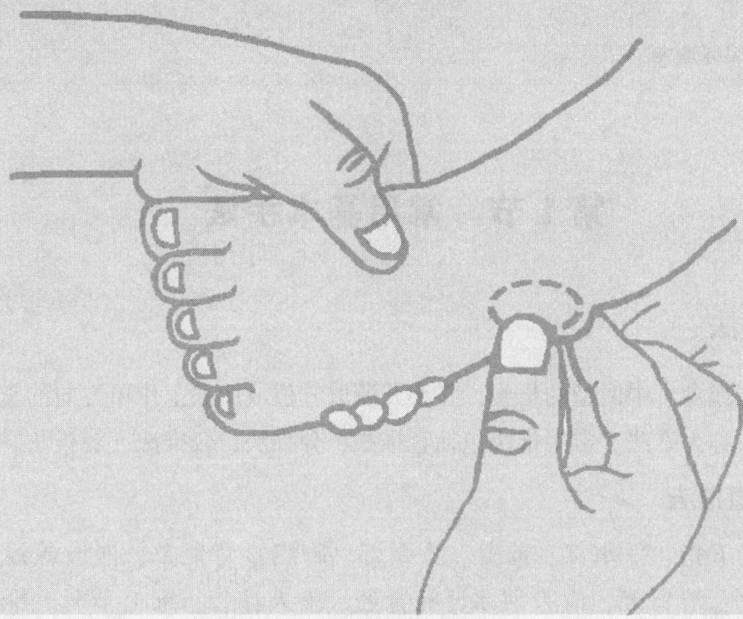

第 3 章

小儿推拿常用手法

学习目的

本章内容为学习重点，主要讲解小儿推拿常用基本手法和常用复式手法，要求掌握操作要领并能熟练应用，重点培养临床实操能力。

第 1 节　常用基本手法

1. 推法

用拇指或食、中两指的指腹，在小儿所取穴位或肌肤上作单方向的直线或环旋推动，称为推法。常用推法包括直推法、分推法、合推法、旋推法。

（1）直推法

部位：五指、手掌部、前臂、头颈部、胸腹腰背骶部、四肢等线状或面状穴，例：清胃经、清天河水、补肾经、推天柱骨、推七节骨、推箕门（图 3–1）。

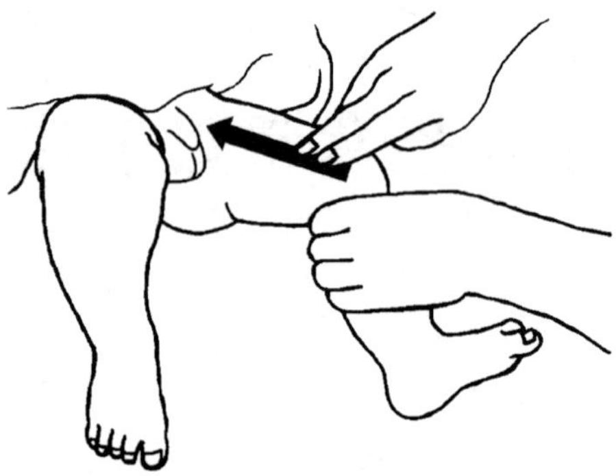

图 3–1　推箕门

手法：操作者用拇指腹或拇指外侧缘，或并拢的食、中二指指面在穴位上做直线推动的手法，称为直推法。频率每分钟推 200 次左右。

（2）分推法

部位：手腕部、头面部、胸腹部、上背部等呈对称分布的穴位，例：分手阴阳、分坎宫、分推腹阴阳、分推肩胛（图 3–2）。

手法：操作者用两拇指指腹或拇指桡侧缘，从小儿所取穴位中间向两侧同时做“一”字形（←・→）或“八”字形（↙・↘）推动的手法，称为分推法。每分钟推 200~300 次。

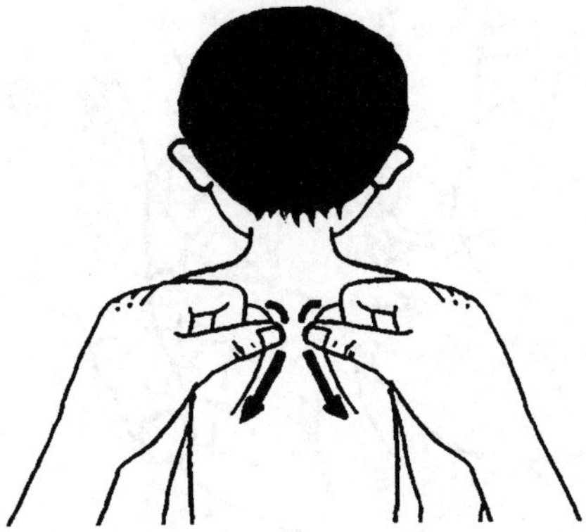

图 3–2　分推肩胛

（3）合推法

部位：目前仅用于手腕部，例：合手阴阳（图 3–3）。

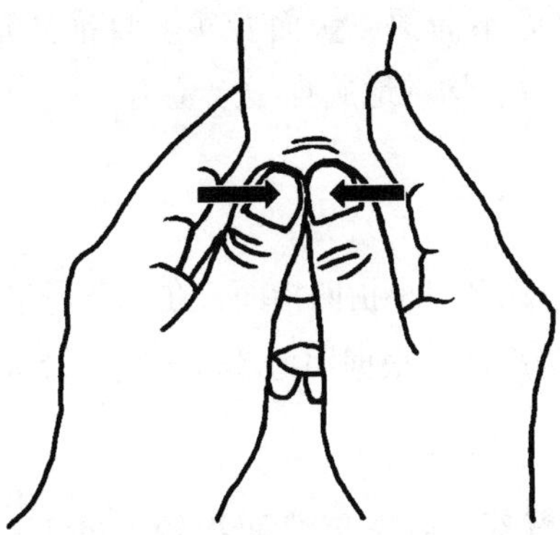

图 3–3　合手阴阳

手法：操作者用两拇指指腹或其桡侧缘，从小儿所取穴位两端向穴位中央做同时合拢推动的手法，称为合推法。每分钟推 200 次左右。

（4）旋推法

部位：常用于五指指腹的五经穴，例：旋推脾经（补脾经）（图 3–4）。

手法：操作者用拇指指腹在小儿所取穴位上做旋转推动，速度较运法快，用力较指揉法轻。每分钟推 200 次左右。

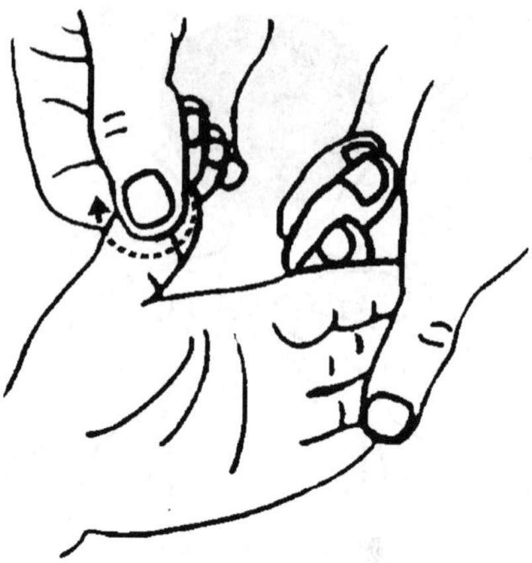

图 3-4　旋推脾经

秘诀：操作时肩臂肘要放松，沉肩、垂肘、悬腕、手指自然伸开，以肘关节为支点，前臂带动手腕、手指运动，手腕放松。操作要持久、协调、深透、均匀、轻而不飘浮、重而不滞涩、快而着实。直推法形如直线，不得歪曲偏离。旋推法要螺旋形用力、均匀地旋推于穴位上。

2. 摩法

用手掌面或食、中、无名、小指四指面，在小儿所取穴位或肌肤上做环形而有节律的抚摩动作，称为摩法。根据用力部位不同，分为掌摩法、指摩法两种。

（1）掌摩法

部位：胸腹部、腰背部、骶臀部等面积较大的部位或面状穴，例：摩腹（图 3-5）。

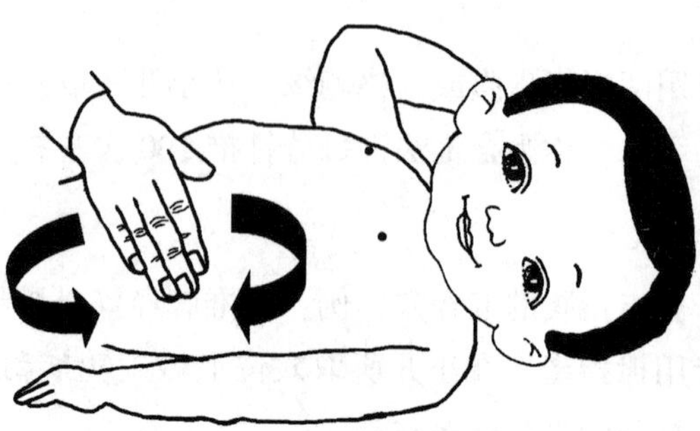

图 3-5　摩腹

手法：操作者用自然伸直的手掌在小儿所取穴位或肌肤上做顺时针或逆时针方向环形摩动（前臂主动运动，带动放松的手腕、手掌环形摩动）。每分钟摩动 80~160 次。

（2）指摩法

部位：面积较小的部位，例：头面部（三指摩囟门）（图 3-6）、四指摩胃脘部。

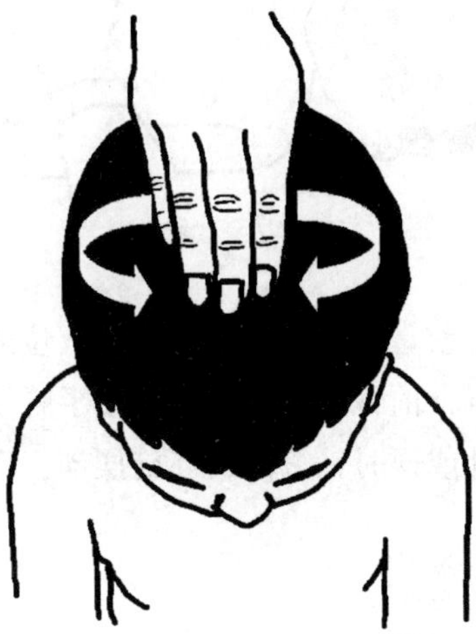

图 3-6　三指摩囟门

手法：操作者用自然伸直的指掌，食、中、无名、小指四指并拢或中间三指并拢，在小儿所取穴位或肌肤上做顺时针或逆时针方向环形摩动（前臂主动运动，带动放松的手腕、手掌环形摩动）。每分钟摩动 60~160 次。

秘诀：操作时，肩、肘、腕部放松，肘部微屈，掌指自然伸开，摩动的掌指要随腕关节连同前臂一起环形移动，操作要和缓轻柔，均匀又协调、有节律，不带动皮下组织。

3. 揉法

用掌根、大鱼际、小鱼际或拇指、中指、食指、无名指指腹，吸定于小儿所取穴位或肌肤上，作轻柔、和缓的顺时针或逆时针环旋揉动，称为揉法。根据用力部位不同，分为掌揉法、鱼际揉法、指揉法。

(1）掌揉法

部位：上肢部、下肢部、腹部、腰背部等面积稍大部位或面状穴，例：掌揉腹（图 3–7）。

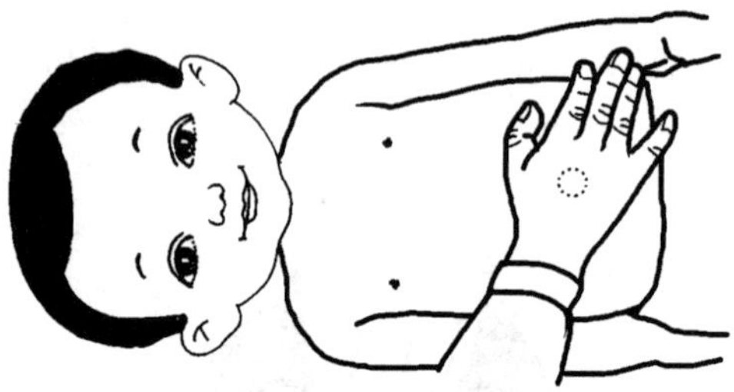

图 3–7　掌揉腹

手法：操作者用掌心或掌根吸定于小儿所取穴位或肌肤上，腕部放松，稍用力下压，以肘部为支点，前臂主动运动，带动手腕及用力部位连同前臂做和缓轻柔、小幅度、顺时针或逆时针方向的环旋揉动，带动该处的皮下组织。每分钟 100~200 次。

(2）鱼际揉法

部位：上肢部、下肢部、腹部、腰背部、肩部等面积稍大部位，例：大鱼际揉肩部（图 3–8）。

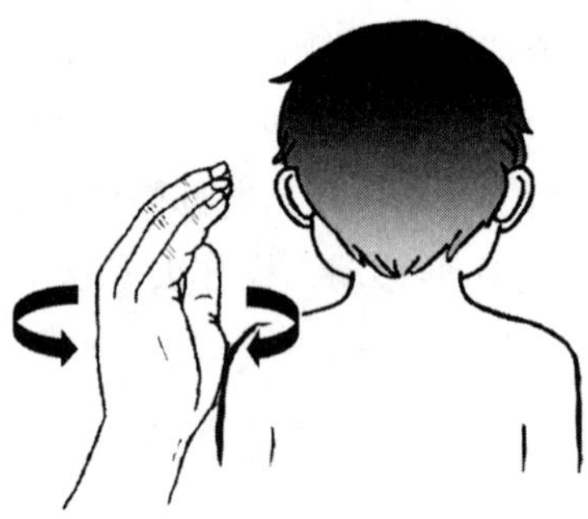

图 3–8　大鱼际揉肩部

手法：操作者用大鱼际或小鱼际，吸定于小儿所取穴位或肌肤上，手腕放松，前臂主动运动，通过腕关节带动用力部位，做和缓轻柔、小幅度、顺时针或逆时针方向的环旋揉动，带动该处的皮下组织。每分钟 80~200 次。

（3）指揉法

部位：全身部位的点状穴或小面积穴，例：拇指揉膊阳池、多指揉脐，中指揉膻中（图 3-9）。

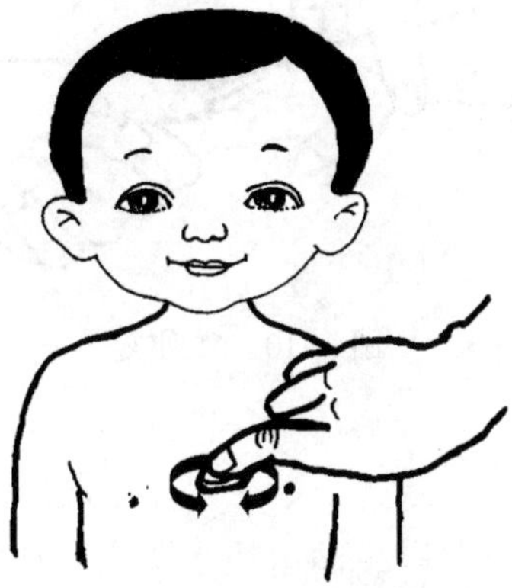

图 3-9　中指揉膻中

手法：操作者用拇指或中指指腹或食、中、无名、小指指腹吸定于小儿所取穴位或肌肤上，做和缓轻柔、小幅度、顺时针或逆时针方向的环旋揉动，带动该处的皮下组织同时揉动。每分钟 80~200 次。

秘诀：操作时用力要均匀着实，动作轻柔有节律，手腕放松，以腕关节连同前臂一起做来回旋动。掌根揉时手腕略微背伸、松紧度适合，指揉时腕关节需保持一定的紧张度。

4. 拿法

用拇指与食指、中指指面，或拇指与其余多指指面，缓慢相对用力，捏而提起小儿所取穴位或肌肤，一紧一松慢慢拿捏，称为拿法。捏而提起谓之拿。此法可分为三指拿法、五指拿法。

（1）三指拿法

部位：颈部、腕部、足跟部等，例：拿胸锁乳突肌、拿列缺（图 3-10）。

手法：操作者拇指与食、中指指面相对用力、捏而提起小儿所取穴位或肌

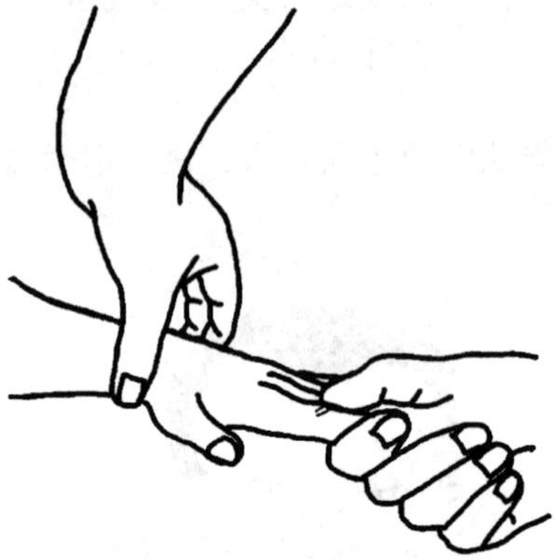

图 3-10　拿列缺

肤，称三指拿法。

（2）五指拿法

部位：颈部、肩部、四肢部等，例：拿肩井（图 3-11）。

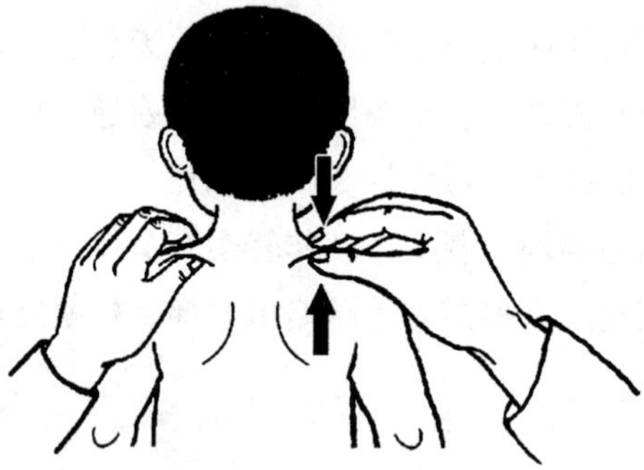

图 3-11　拿肩井

手法：操作者拇指与其余多指指面相对用力、捏而提起小儿所取穴位或肌肤，称五指拿法。

秘诀：肩、肘、腕各关节放松，用力部位紧贴被拿部分的肌肤，操作时拇指与其余多指主动运动，以相对力捏提紧贴部分，用力缓慢增加、动作灵活、柔和，不可死板僵硬，突然暴力。

5. 捏法

用单手或双手的拇指与食指、中指指面或拇指与四指的指面，夹持住小儿所取部位的肌肤，相对用力挤压，并一紧一松逐渐移动，称为捏法。本节主要介绍捏脊法，分为拇指前位捏脊法和拇指后位捏脊法。

（1）拇指前位捏脊法

部位：多用于背部，例：捏脊疗法（拇指前位捏脊法，图 3-12）。

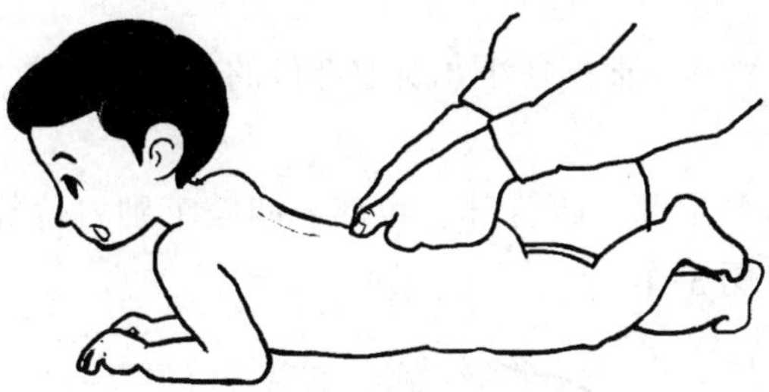

图 3-12　拇指前位捏脊法

手法：小儿俯卧，被捏部位暴露，操作者双手握空拳，拳眼向前，拳心相对，双拇指伸直向前，食指屈曲，用食指外侧中节顶住小儿龟尾穴两边肌肤，拇指、食指同时用力提捻小儿肌肤，自下而上，双手交替捻动至大椎穴。

（2）拇指后位捏脊法

部位：多用于背部，例：捏脊疗法（拇指后位捏脊法，图 3-13）。

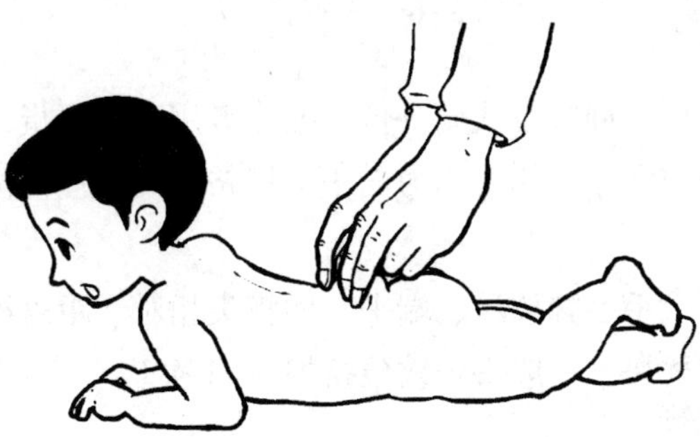

图 3-13　拇指后位捏脊法

手法：小儿俯卧，被捏部位暴露，操作者半握拳，拳心向下，拳眼相对，用拇指外侧缘吸紧并顶住小儿龟尾穴两边肌肤，食指、中指前按，拇、食、中三指同时用力提拿，自下而上，双手交替捻动至大椎穴。

秘诀：操作时肩、肘关节放松，保持腕指关节的灵活性、协调性。操作时既要有节律性，又要有连贯性。用力要均匀，操作时间、手法强度及挤捏面积要适中，一般捏三提一（每次操作 3~9 遍，一般先做 3 遍捏法，再做 1~2 遍提捏法）。

6. 挤捏法

用双手拇指、食指指面捏住小儿所取部位的肌肤或穴位，双手相对用力挤捏，称为挤捏法。

部位：头面、颈项部、腰背部、腹部、四肢个别穴位等，例：挤捏大椎穴、挤捏板门穴（图 3-14）。

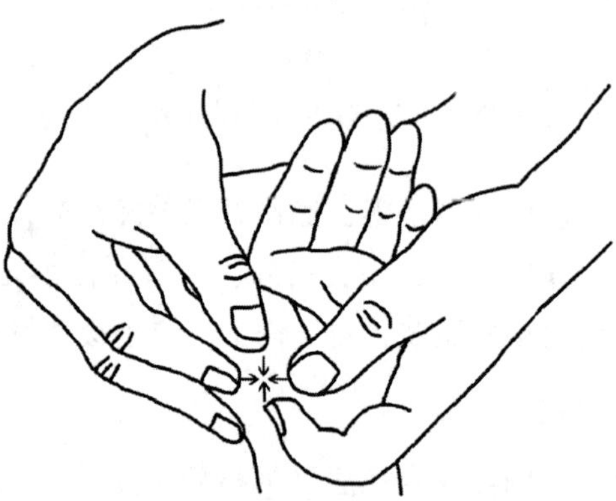

图 3-14　挤捏板门穴

手法：小儿坐位、仰卧位或俯卧位，操作者用双手拇指、食指指面捏住小儿所取部位的肌肤或穴位，相对用力向中央捏挤，使被捏部位的皮肤变成紫黑色或紫红色。

秘诀：操作时双手手腕放松、端平，两指尖相对、距离约 1 厘米，捏挤肌肤动作要轻、发力要快，一般每个穴位挤捏 2~5 次。

7. 运法

用拇指或食指、中指指腹在小儿所取穴位上，做弧形或环形移动，称为运法。

部位：头面部，手掌部等，例：运太阳（图 3–15）、运水入土。

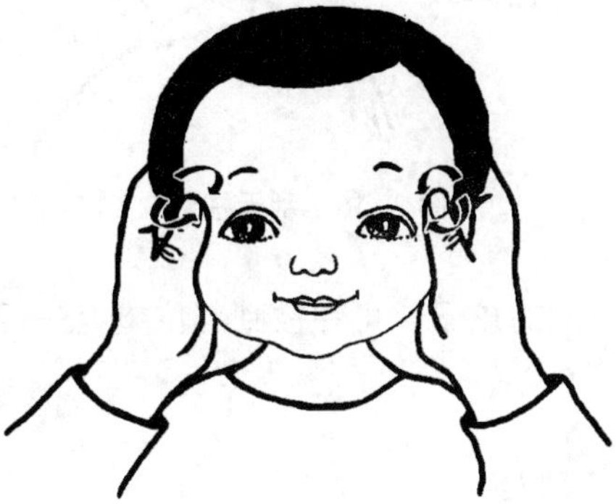

图 3–15　运太阳

手法：操作者用一手的拇指或食指、中指指腹，在小儿所取穴位上，做由此到彼的弧形推动，或周而复始的环形推动。每分钟操作 60～120 次。

秘诀：操作时指面要贴住穴位，用力宜轻不宜重，力度仅达表皮、不带动皮下组织，频率宜缓不宜急。

8. 刮法

用手指或边缘光滑的器具蘸润滑液，在小儿所取穴位或肌肤上，做单方向的直线快速刮动，称为刮法。

部位：眉心，颈项部、腰背骶部、胸腹部等，例：刮天柱骨（图 3–16）。

手法：小儿坐位或卧位，操作者用拇指外侧缘或食指、中指指面，或手握汤勺、玉环等器具，用其光滑的边缘，蘸润清水、麻油、药水等润滑液或润肤油，在小儿所取穴位或肌肤上，做由上向下或由内向外的直线、单方向刮动。每分钟刮动 60～200 次，每个部位一般操作 1～3 分钟。

秘诀：操作时用力部位要贴紧皮肤，用力因人、因部位而轻重适宜，手腕要放松灵活，做到节奏轻快、用力均匀、紧刮慢移，以肌肤出现紫红色淤斑为

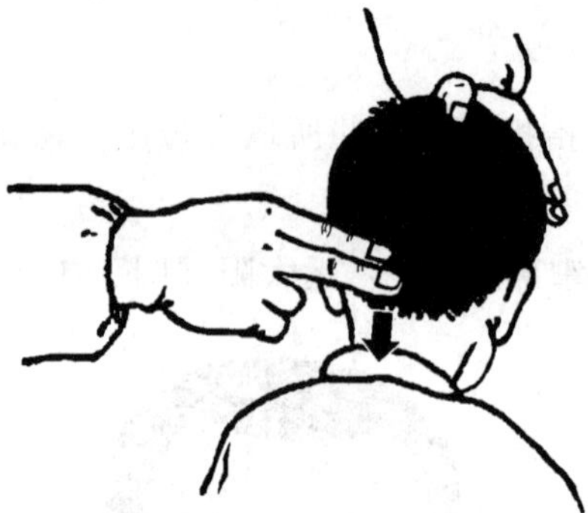

图 3-16　刮天柱骨

度，月龄较小、皮肤较嫩的孩子，可在被刮部位垫上一轻薄的丝纱品，做间接刮动。

9. 掐法

用拇指指甲垂直向下掐小儿所取穴位或肌肤的一种强刺激方法，称为掐法。

部位：多用于头面部，手足等部的点状穴，例：掐人中（图 3-17）、掐总筋。

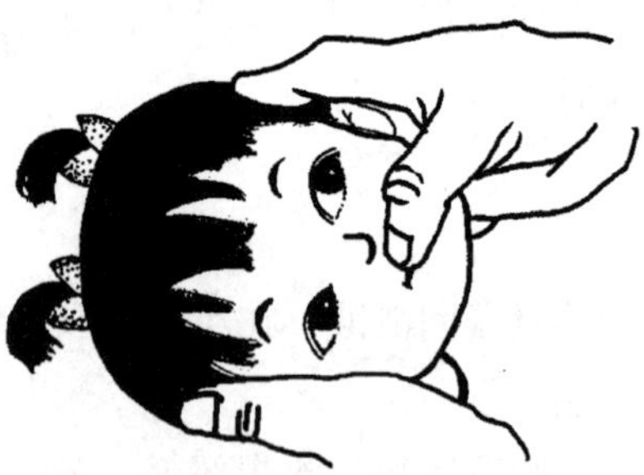

图 3-17　掐人中

手法：操作者手握空拳，用拇指指甲贴紧小儿所取穴位或肌肤，逐渐用力垂直向下掐压。一般操作 3~6 次。

秘诀：操作时，应垂直向下用力掐压，可持续性用力或间歇性用力，不能突施暴力，不能掐破肌肤，取穴要准。

10. 捣法

用中指端或食、中指屈曲的指间关节，在小儿所取穴位上，做有节奏的叩击动作，称为捣法。

部位：多用于四肢的点状穴，例：捣小天心（图 3-18）。

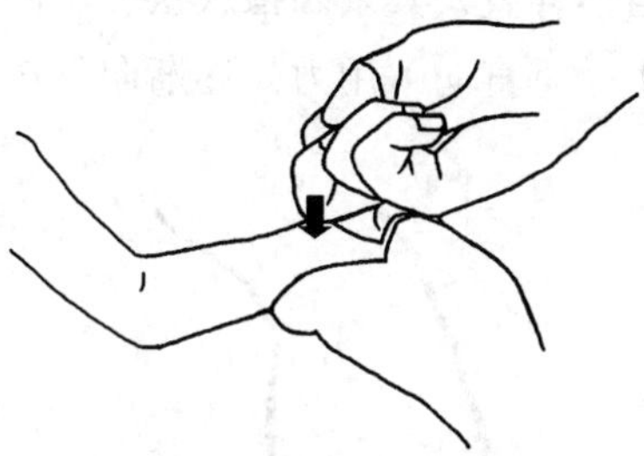

图 3-18　捣小天心

手法：操作者用一手中指指端或食、中指屈曲后的第一指间关节，通过腕关节主动屈伸动作的带动，在小儿所取穴位上做有节奏的叩击动作。一般每个部位操作 5~20 次。

秘诀：操作时，腕关节、指间关节放松，腕关节主动屈伸、形同指击状，对准穴位捣击，用力要稳，捣动有节奏、富有弹性。

11. 按法

用手掌面或手指指面按压在小儿所取穴位或肌肤上，逐渐向下用力按并保持一定时间，称为按法。根据用力部位不同，分为掌按法、拇指按法和中指按法。

（1）掌按法

部位：多用于胸腹部、背腰部、臀部等肌肉丰厚处或面状穴，例：掌按腰部（图 3-19）。

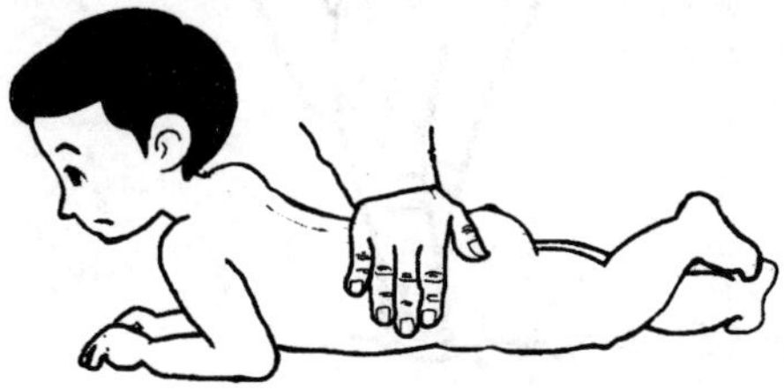

图 3-19　掌按腰部

手法：操作者手腕背伸，五指自然伸开，用掌心或掌根着力，按压在小儿所取穴位或肌肤上，垂直用力，逐渐向下按压，并保持一定的时间，按而留之。

（2）拇指按法

部位：多用于全身各部位的点状穴。

手法：操作者拇指自然伸直，其余四指放松、协同固定，用拇指指腹紧贴在小儿所取穴位或肌肤上，垂直向下用力，逐渐向下按压，持续一定时间，按而留之（图 3–20）。

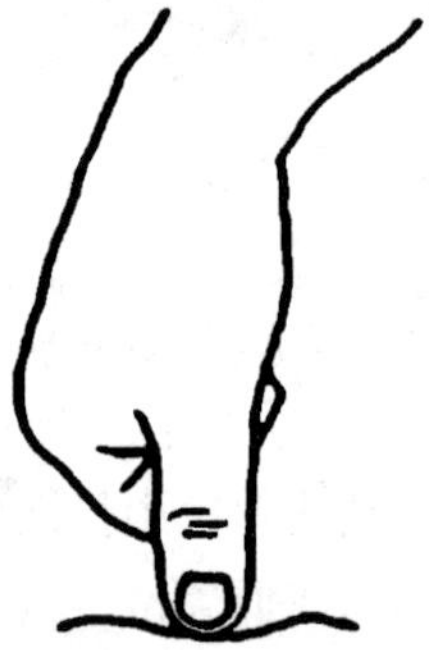

图 3–20　拇指按法

（3）中指按法

部位：多用于全身的点状穴。

手法：操作者中指自然伸开，手腕各关节放松，用中指指腹紧贴在小儿所取穴位或肌肤上，垂直向下逐渐用力下压，并保持一定的时间，按而留之（图 3–21）。

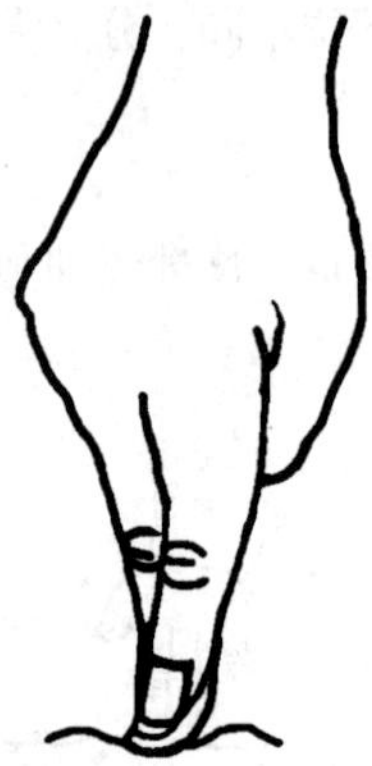

图 3–21　中指按法

秘诀：操作时用力方向保持垂直，按压的力量由轻到重、力量逐渐增加，平稳而持续，按压时用力部位要紧吸在被按部位上，不能移动，按法属于强刺激手法，因此操作时不可暴力使用。

12. 搓法

用双手的手掌面夹住小儿所取穴位或肌肤，做相对用力、方向相反的快速搓揉动作，并同时上下往返移动，称为搓法。

部位：多用于胸腹部、四肢部等面状穴，例：搓胁肋（图 3-22）。

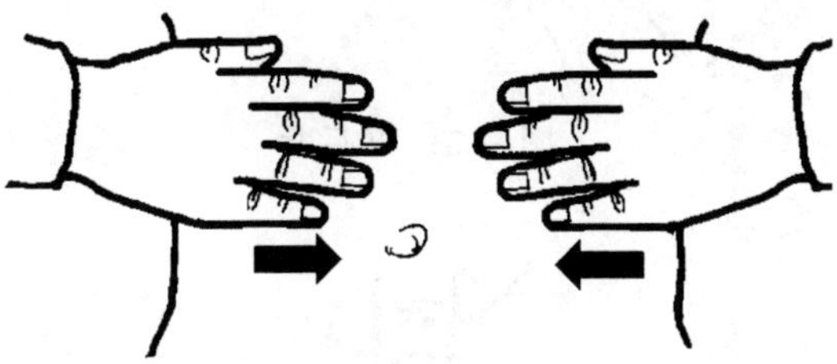

图 3-22　搓胁肋

手法：操作者双手掌夹住小儿所取穴位或肌肤，相对用力，做相反方向的快速搓揉动作，同时做上下往返移动。

秘诀：操作时肩、肘、手腕放松，双手自然伸开，同时相对用力，用力要对称、柔和，动作要协调连贯、均匀一致，往返搓动时，要快搓上下慢移。不可粗暴用力，以免搓伤肌肤。

13. 拍法

用虚掌拍打小儿所取穴位或肌肤，称为拍法。

部位：前胸部、腰背部、四肢部等面状穴，例：拍后背（图 3-23）。

手法：操作者肘关节为支点，前臂主动用力，带动放松的手腕及虚掌拍打小儿所取穴位或肌肤。

秘诀：操作时手指自然并拢，手掌弓屈，肘关节为支点，前臂主动用力，动作富有弹性、平稳而有节奏，刺激深透使小儿没有肌肤刺痛感。

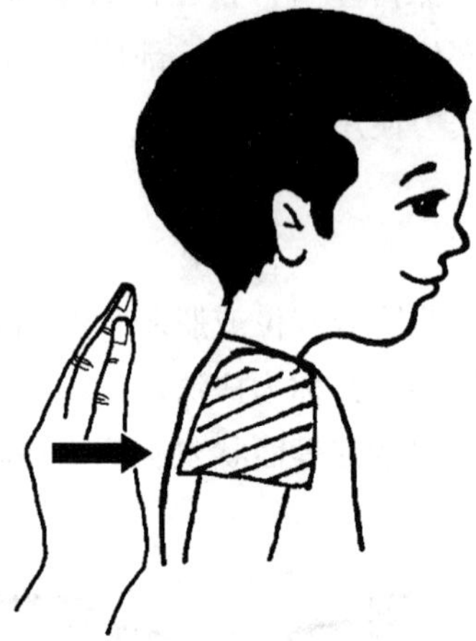

图 3-23　拍后背

14. 摇法

将小儿的关节或某一部位环转的摇动，称为摇法。

部位：多用于四肢部、颈部、腰部等关节处。

手法：操作者一手握住小儿近端部位，另一手握住小儿远端部位，做缓和的顺时针方向或逆时针方向的环形转动（图 3-24）。

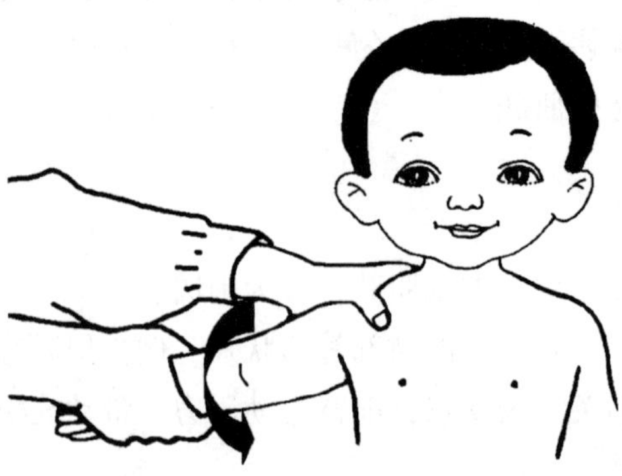

图 3-24　摇法

秘诀：操作时动作要和缓，两手配合协调，用力要稳、由轻到重、不能突然用力，摇动方向和幅度在生理活动范围内。

15. 擦法

用大鱼际、小鱼际或手掌面贴在小儿所取穴位或肌肤上，做较快速度的直线来回摩擦，称为擦法。根据用力部位不同分为大鱼际擦法、小鱼际擦法和掌擦法。

部位：多用于胸腹部、腰背部（图 3-25）等，例：擦腰骶部。

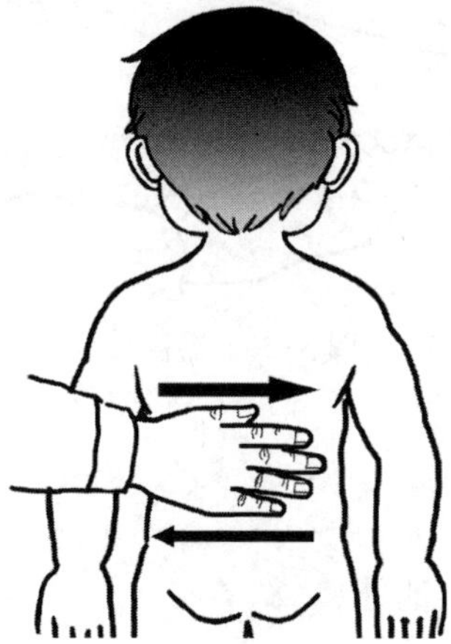

图 3-25　擦腰背部

手法：操作者用大鱼际、小鱼际或手掌面紧贴在小儿所取穴位或肌肤上，手腕自然伸直并与前臂相平，以肩或肘为支点，上臂或前臂主动运动，使用力部位做快速往返的直线摩擦移动，并产生一定的热量。

秘诀：操作时，保持直线、往返，不可歪斜，用力部位要贴紧肌肤，但不可生硬用力，以免擦破肌肤，动作要连贯，速度要均匀，产生热量后按压稍许，使热量渗透。

第 2 节　常用复式手法

1. 摇抖肘

部位：在手和肘关节处。

手法：操作者以左手拇、食，中三指托小儿抖肘处，再以右手拇指叉入虎口，同时中指按定天门穴，然后屈小儿之手上下摇之。摇 20 ~ 30 次（图 3-26）。

效用：调和气血，疏通经络。

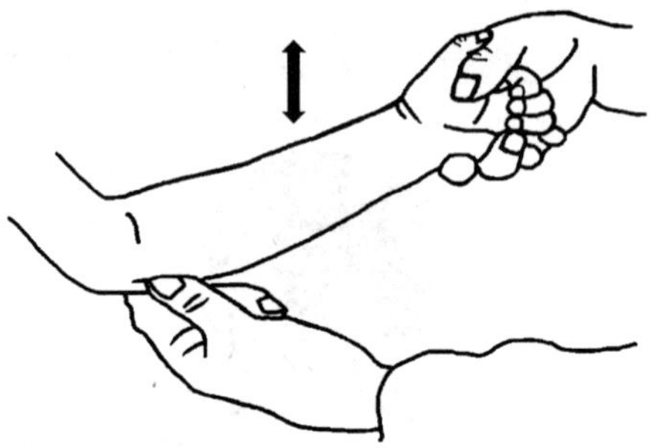

图 3-26　摇抖肘

2. 打马过天河

部位：在掌心至肘部洪池处。

手法：操作者先以右手行运内劳宫之法，然后屈小儿四指向上，以左手握住，再以食、中二指指腹自内关、间使，循天河水向上起伏拍打至洪池为一次。可打 10~20 次。又法，以食、中二指由内关穴起，循天河水交替弹打至洪池（图 3-27）。

效用：生凉退热，通筋活络，疏利关节。

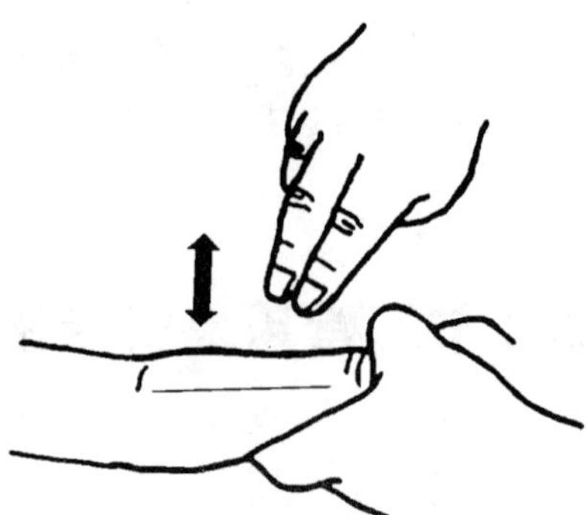

图 3-27　打马过天河

3. 黄蜂入洞

部位：在两鼻孔下方平人中。

手法：操作者以左手扶小儿头部，右手食、中二指在小儿鼻孔下方上下轻揉之，20~30 次（图 3-28）。

效用：通鼻窍，发汗，疏风解表。

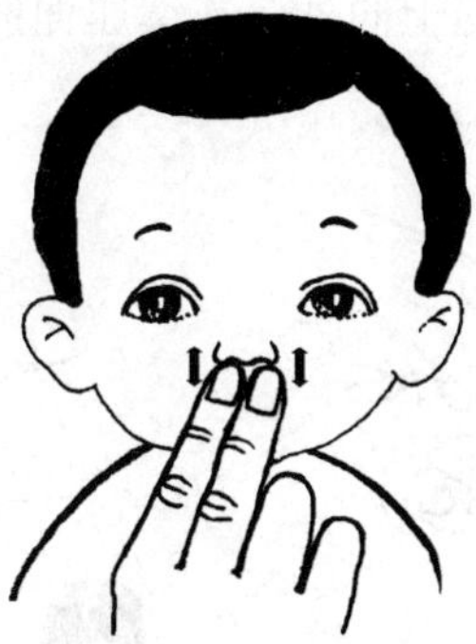

图 3-28　黄蜂入洞

4. 水底捞明月

部位：在小指螺纹面直至掌心处。

手法：操作者先以左手持小儿之四指，再以右手食、中二指固定小儿之拇指，再以拇指自小儿小指尖，推至小天心处，点按一下，再转入内劳宫为一遍。推 10~20 遍（图 3-29）。

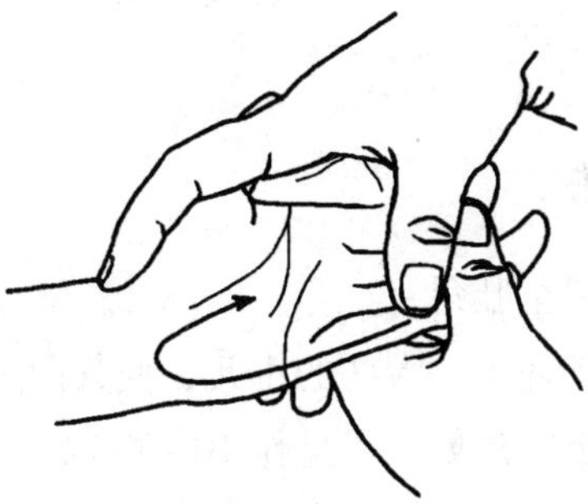

图 3-29　水底捞明月

效用：性寒，退热清心。

5. 飞经走气法

部位：在曲池开始直至手部五指指梢。

手法：操作者先用右手，握住小儿左手四指，再用左手四指，从曲池起，一拿一放，至总筋处数次。再以拇、中二指拿住小儿之阴池、阳池二穴不动，然后右手引导小儿左手四指向上向外，连续屈伸推 20~50 次。

效用：润肺化痰，行气通络。

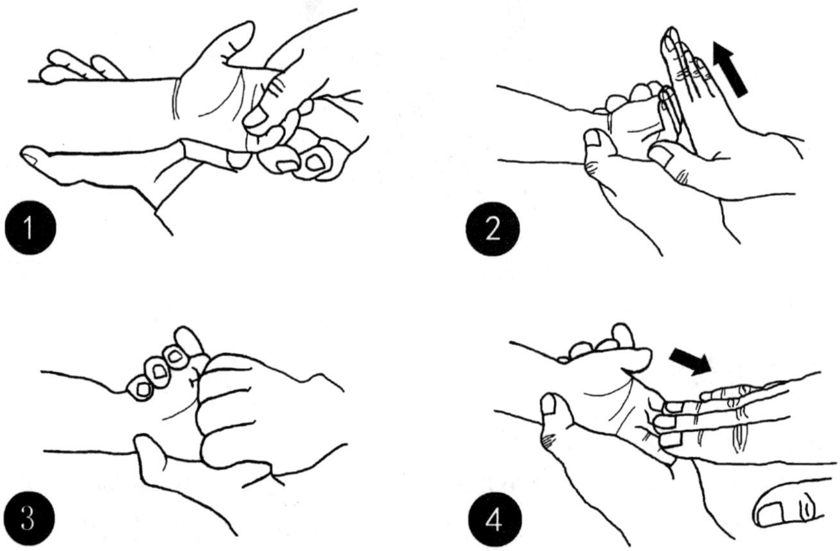

图 3-30　飞经走气法

6. 按弦走搓摩法

部位：在腋下经两胁至肚角。

手法：家长抱小儿于怀中，大些的小儿，使其两手交叉放置脑后，操作者以两手从小儿两胁搓摩至肚角处，可操作 10~30 次。

效用：调理气机，顺气化痰，化积聚。

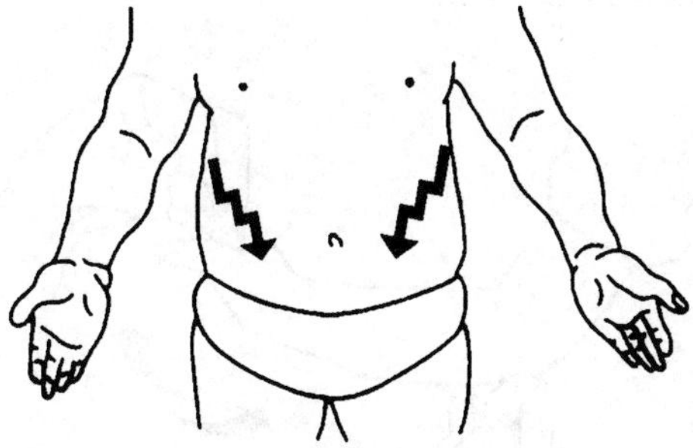

图 3-31　按弦走搓摩法

7. 二龙戏珠法

部位：掌心向上，在前臂之正面。

手法：操作者以左手持小儿之手，使掌心向上，右手食、中二指自小儿总筋处起，以指头交互向前，点之按之，直至曲池为一遍。按 10~30 遍（图 3-32）。

效用：行气活血，安神镇惊。

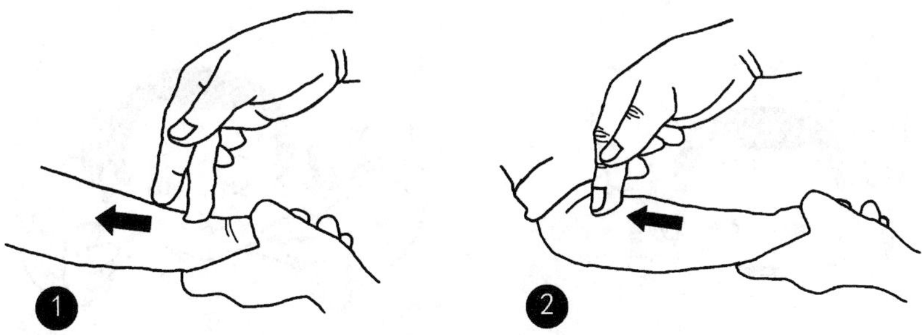

图 3-32　二龙戏珠法

8. 苍龙摆尾法

部位：在手及肘部。

手法：操作者用左手固定小儿之抖肘，右手拇、食、中、无名、小指轻夹小儿四指，左右摇动如摆尾之状。摇 10~30 次（图 3-33 ）。

效用：清热，开胸理气、通便。

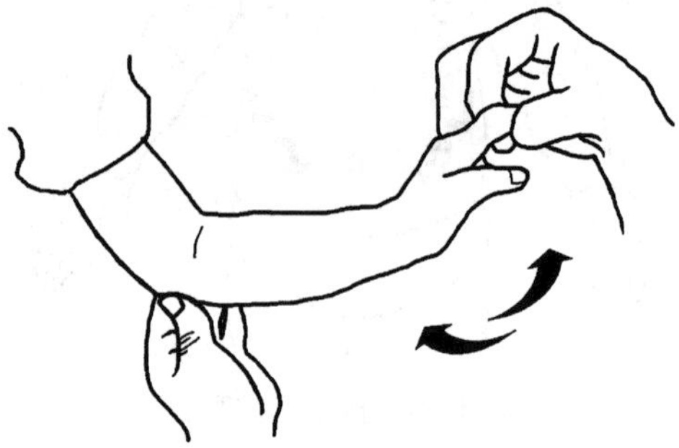

图 3-33　苍龙摆尾法

9. 猿猴摘果法

部位：在两耳尖及两耳垂。

手法：操作者以两手食、中二指夹住小儿两耳尖向上提 10~20 次，再捏两耳垂向下扯 10~20 次，如猿猴摘果之状（图 3-34）。

效用：安神定魄，散寒积。

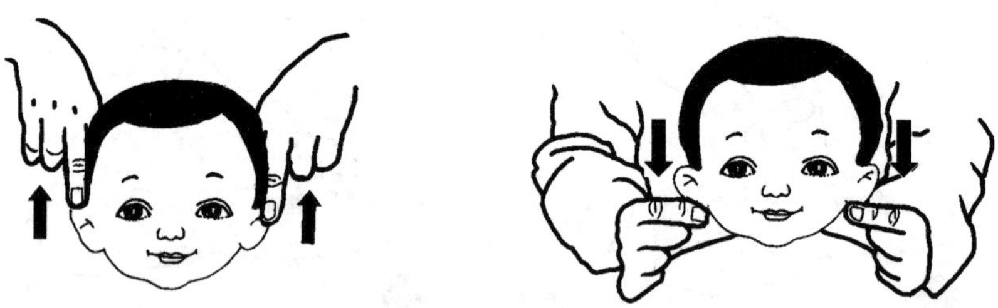

图 3-34　猿猴摘果法

10. 揉脐及龟尾并擦七节骨法

部位：在肚脐、龟尾及第七胸椎下至龟尾（即尾骨端）。

手法：先令小儿仰卧，操作者一手揉神阙（即肚脐），另一手揉龟尾。揉毕再令小儿俯卧，自龟尾上推至七节骨为补；反之为泻（图 3-35）。

效用：止泻固脱，除痢疾。

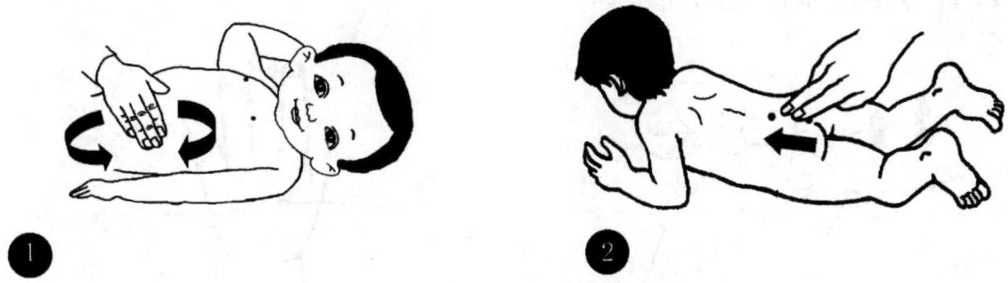

图 3-35　揉脐及龟尾并擦七节骨法

11. 赤凤点头法

部位：在手中指及肘部。

手法：操作者用左手托小儿之抖肘，右手捏小儿中指上下摇之，如赤凤点头之状。摇 10~30 次（图 3-36 ）。

效用：顺气消胀，宁心定喘，行气活血。

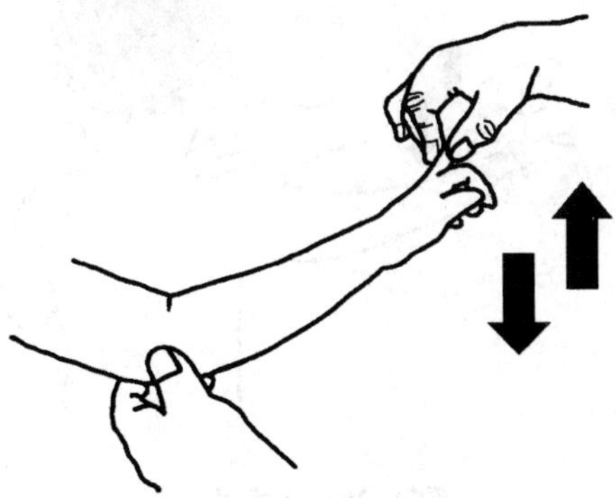

图 3-36　赤凤点头法

12. 凤凰展翅法

部位：在手腕及手背部。

手法：操作者以两手食、中二指，固定小儿之腕部，再以双手拇指按小儿之精宁、威灵二穴上下摇动，如凤凰展翅之状，摇 10~30 次（图 3-37）。

效用：升阳举陷，定惊搐。

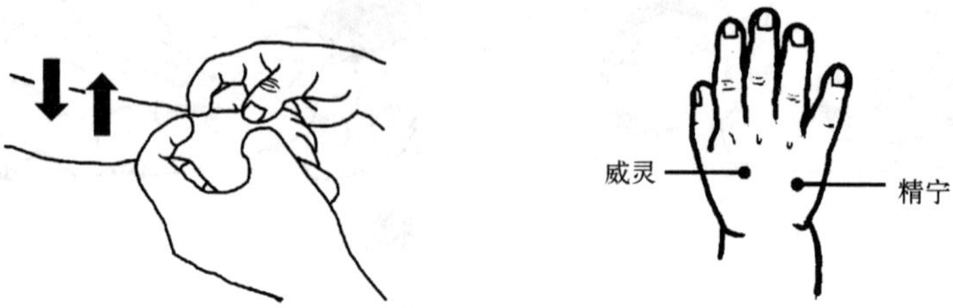

图 3-37　凤凰展翅法

13. 按肩井法（总收法）

部位：在食指、无名指及肩部。

手法：操作者以左手食、中两指，按小儿肩井穴上，再以右手拇、食、中三指紧拿小儿之食指和无名指，使上肢伸直并上下摇动，摇 10~30 次（图 3-38）。

效用：诸症推按毕，此法总收，使全身气血调畅。

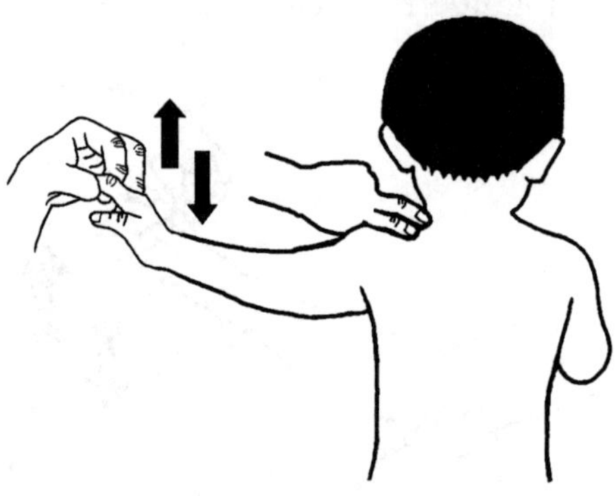

图 3-38　按肩井法

本章小结

本章学习小儿推拿 15 个单式手法，重点掌握操作方法，动作要领，注意事项和临床适用部位；13 个复式手法，重点掌握操作方法，临床适用部位和效用。

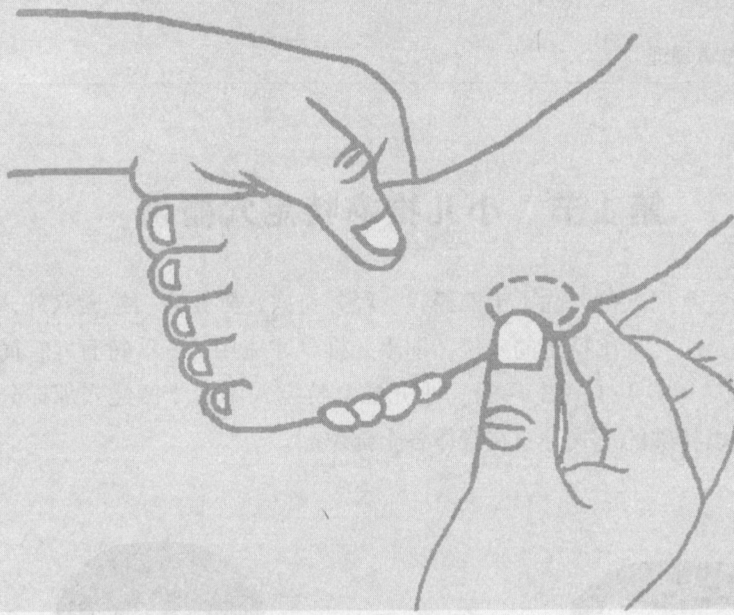

第 4 章

小儿推拿常用穴位

学习目的

本章为学习重点，要理解和掌握小儿推拿特定穴位的准确位置、操作方式、临床功效、临床运用以及特定穴位的常见配伍方式。

第 1 节　小儿推拿特定穴概说

小儿推拿常用穴位，除了十四经穴、经外奇穴、阿是穴、经验穴外，还有相当一部分是小儿推拿特定的穴位，即小儿推拿才应用的一些特有穴，简称小儿推拿特定穴（图 4-1，图 4-2）。小儿推拿特定穴不像十四经穴那样分布有规律，而是以特殊的形式分布在身体各个部位。

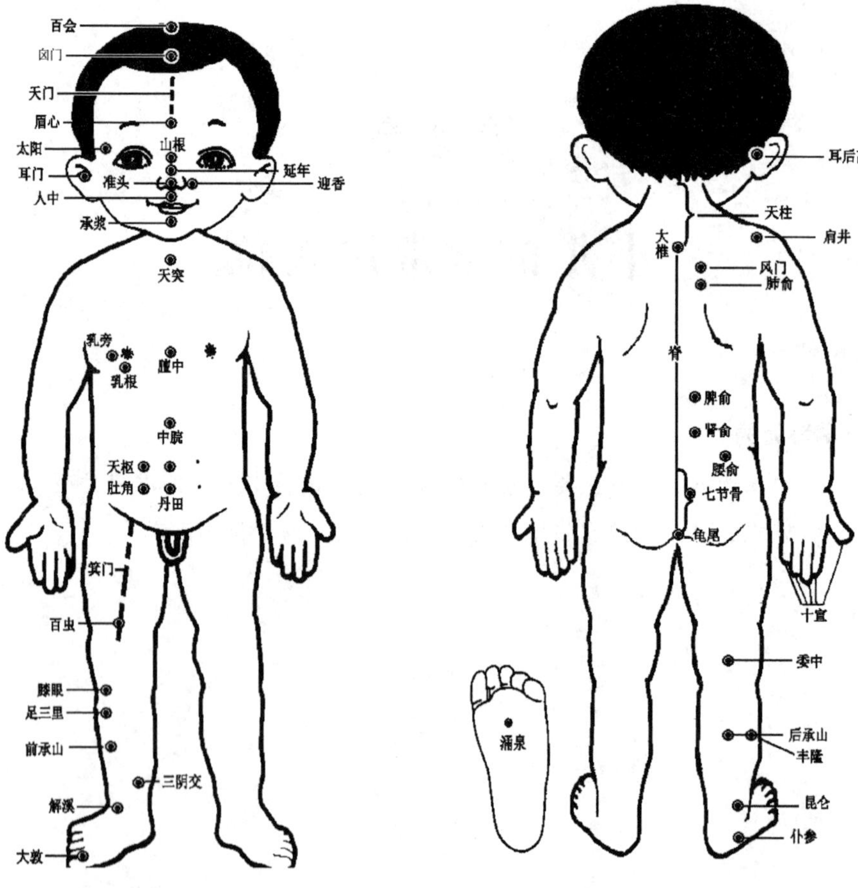

图 4-1　小儿正面、背面特定穴位图

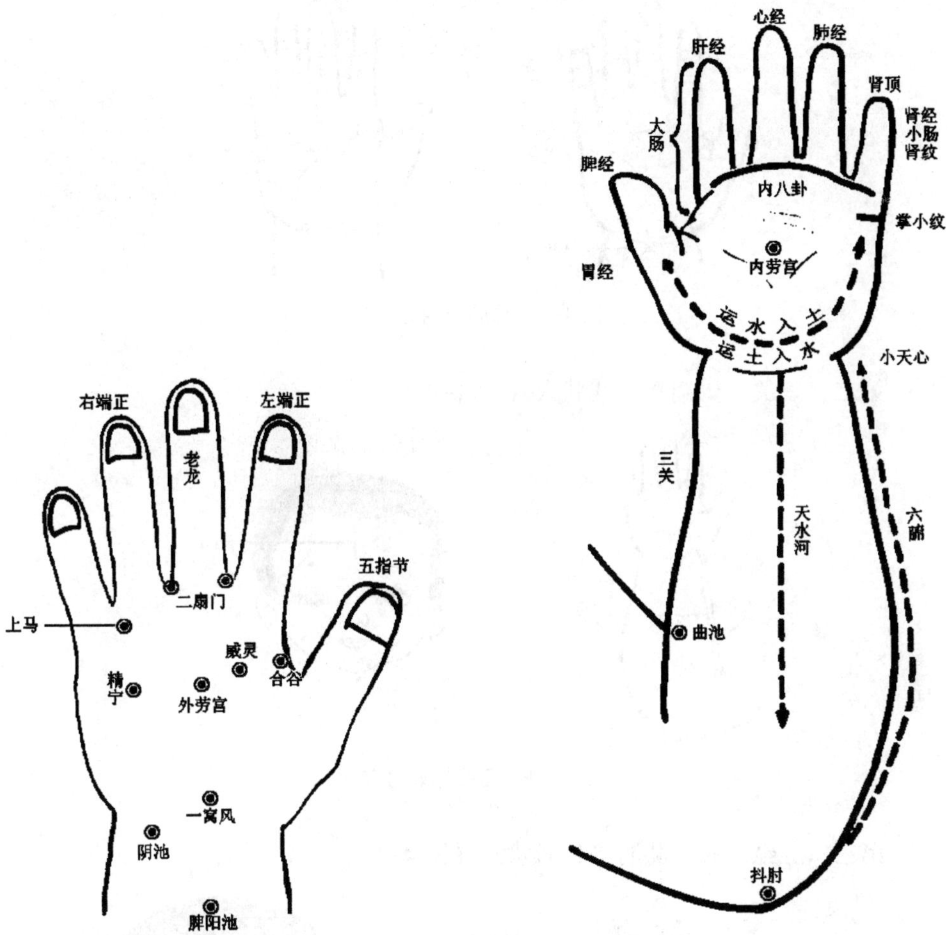

图 4-2　小儿上肢特定穴位图

1. 特定穴位的特点

小儿推拿特定穴具有以下三个特点。

第一，穴位形状呈“点”状、“线”状及“面”状，如：总筋、内劳宫等是点状穴（图 4-3）。

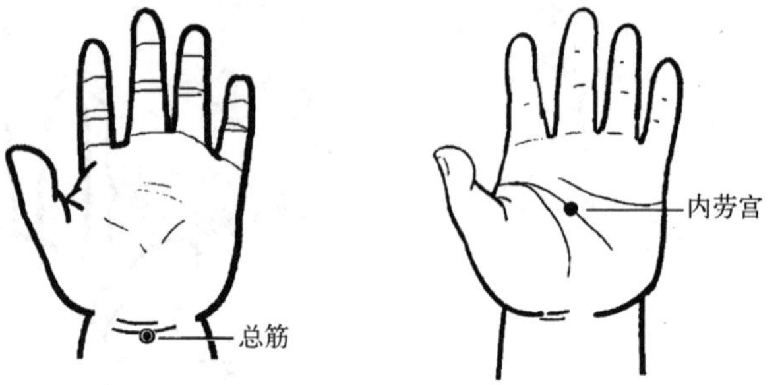

图 4-3 总筋与内劳宫穴

第二，三关、天门等是线状穴（图 4-4）。

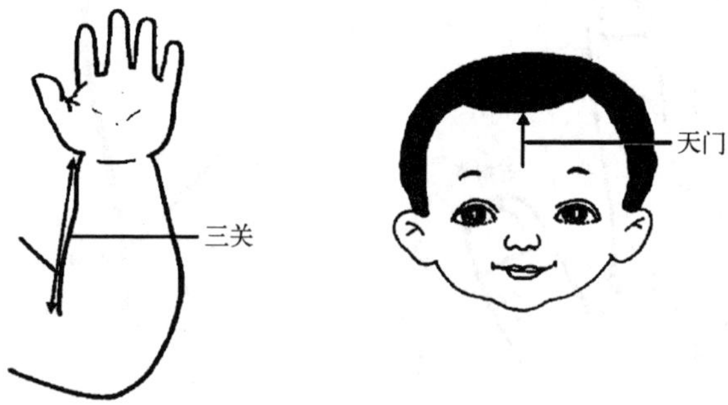

图 4-4 三关与天门穴

第三，五经、腹、胁肋等是面状穴（图 4-5）。

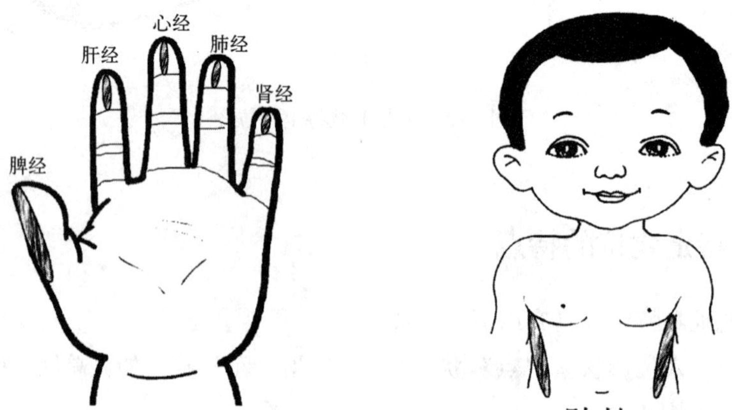

图 4-5 五经与胁肋穴

一般点状穴位多以揉法、掐法、捣法操作；线状穴位多以推法、捏法操作；面状穴位则多用摩法操作，如掐揉老龙、掐揉五指节（图 4–6）。

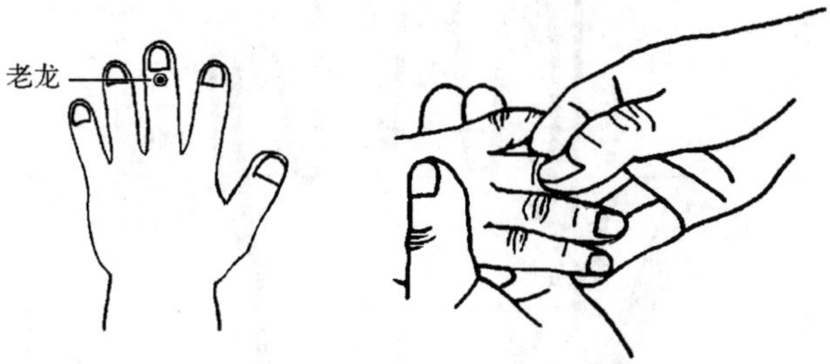

图 4–6　掐揉老龙与五指节

穴位大多分布在头面和四肢部，尤以双手掌居多，故有“小儿百脉汇于两掌”之说。

穴位散状分布，不像十四经穴分布有规律，小儿推拿特定穴没有经络线相连。

小儿推拿常用穴中的部分经穴，虽属十四经穴，由于小儿经脉未盛，小儿自身生理特点所致，穴位作用与成人有所不同，其作用原理受经络学说指导，如肩井、内劳宫等。

2. 特定穴位的命名

了解小儿推拿特定穴的命名依据，对于掌握小儿推拿特定穴有一定的帮助。其命名依据可概述如下。

根据人体部位命名：如五指节、脐、腹、脊柱、胁肋等。

根据操作手法命名：如水底捞明月、二人上马等。

根据脏腑名称命名：如脾经、肺经、肾经、肝经、心经、胃经、大肠、小肠等（图 4–7）。

根据五行学说命名：如脾土、心火、肺金、肾水等。

根据动物名称命名：如龟尾、老龙等。

根据山谷河流命名：如山根、洪池等。

根据建筑物体命名：如三关、天庭等。

根据穴位作用命名：如精宁、端正等。

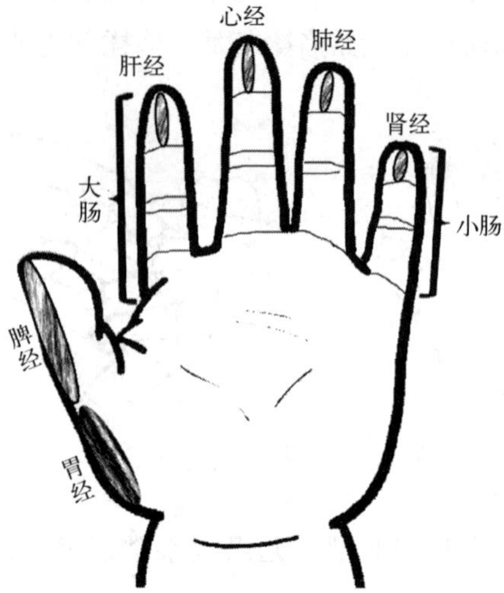

图 4-7　按脏腑命名的特定穴位

3. 特定穴位的不同概念

需要特别指出的是，小儿推拿特定穴与经络中的特定穴位是两个不同的概念。前者是小儿推拿所特有的，有固定部位、具体名称、特定操作方法与临床运用，不归属于十四经穴；后者是十四经穴的一个组成部分，因其具有特定的临床功效而命名，与经络关系密切。

第 2 节　头面颈项部穴位

头面颈项部共 15 个穴位，其中天门、坎宫、太阳、百会、迎香、天柱骨等穴位是学习的重点。

1. 天门（攒竹）

部位：两眉中心（眉心）至前发际成一条直线（图 4-8）。

手法：双拇指从眉心自下而上交替直推至前发际，称推攒竹，又称开天门。推 30~60 次。

作用：发汗解表，镇惊、醒脑、安神，止头痛。

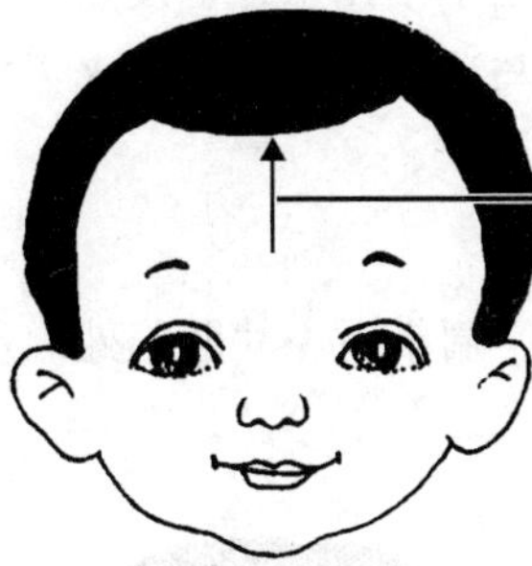

图 4-8　开天门

应用：开天门能发汗解表，醒脑、止头痛，为发汗解表、止头痛之要穴；多与推坎宫、揉太阳、揉耳后高骨合用组成头面四大手法，常用于小儿感冒、发热，无汗或汗出不畅，头痛等症。开天门能镇惊、安神，多与捣揉小天心、清肝经、揉百会、摩囟门等合用，用于小儿精神不佳，哭闹、烦躁、易惊等症。开天门发汗力强，小儿虚弱出汗较多及小儿佝偻病慎用。

2. 坎宫（眉弓）

部位：两眉中心（眉心）沿眉至眉梢成一条横线（图 4-9）。

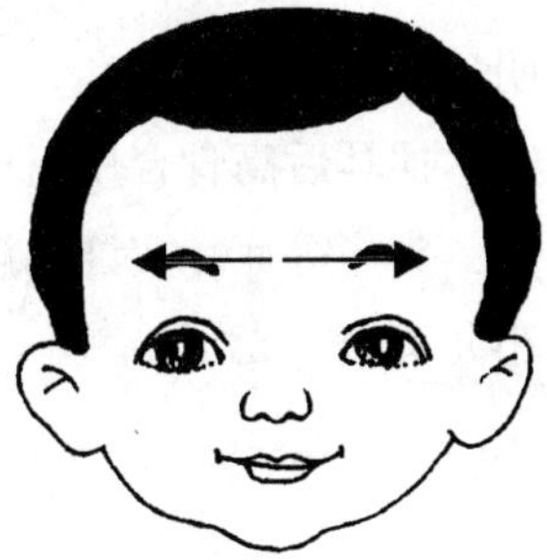

图 4-9　推坎宫

手法：双拇指从眉心沿眉向两侧眉梢做分推，其余四指轻放于头部两侧固定，称推坎宫，又称分头阴阳。推 30~60 次。

作用：发汗解表，醒脑、明目、止头痛。

应用：推坎宫能发汗解表，醒脑、止头痛，多与开天门、揉太阳、揉耳后高骨合用组成头面四大手法，用于小儿感冒、发热，无汗或汗出不畅，头痛等症。推坎宫能醒脑、明目，多与清肝经、清天河水、揉肾纹等合用。

3. 太阳（太阴）

部位：眉梢与目外眦之间，眉梢后1寸凹陷处。左侧为太阳，右侧为太阴（图4-10）。

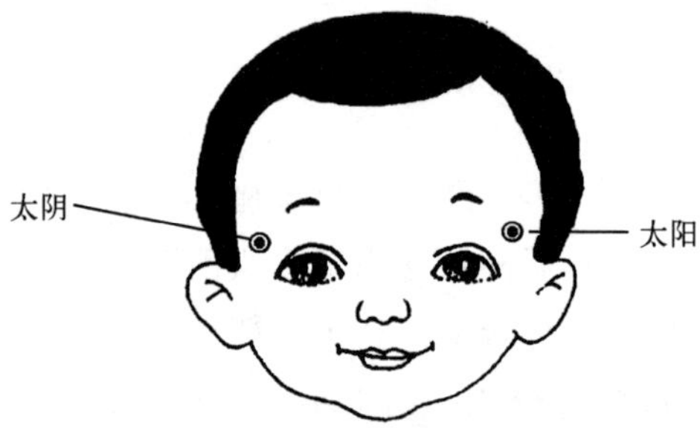

图4-10　太阳（太阴）

手法：双拇指外侧缘从前向后直推，称推太阳；用拇指指端或中指指端运或揉，称运或揉太阳。向眼方向运、揉为补，向耳后方向运、揉为泻。30~60次。

作用：发汗解表，醒脑、明目、止头痛。

应用：多与开天门、推坎宫、揉耳后高骨合用组成头面四大手法，用于小儿感冒、发热，无汗或汗出不畅，头痛等症。实证用泻法，虚证用补法。推太阳属于平补平泻的手法，用于小儿头痛、无汗。

4. 印堂（眉心）

部位：两眉内侧端连线的中点（图4-11）。

手法：用拇指指端掐或揉，称掐或揉印堂。掐3~6次，揉30~60次。

作用：祛风通窍，醒脑、安神。

应用：掐印堂醒脑、安神，多与掐老龙、掐人中等合用，用于小儿惊风、抽搐、昏迷等症。揉印堂祛风通窍，与头面四大手法合用，用于小儿感冒、头痛、鼻塞等症。

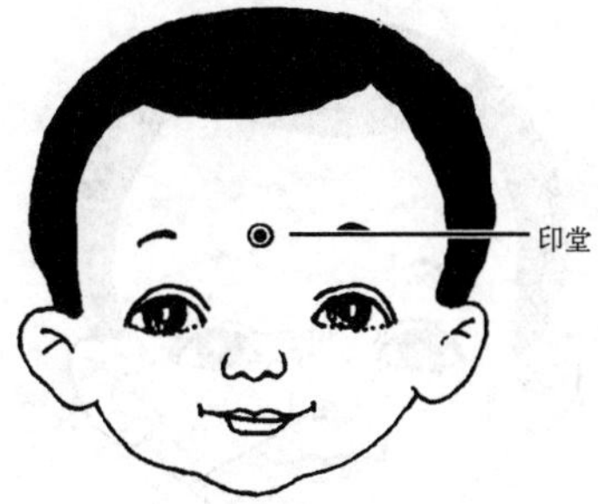

图 4-11　印堂

5. 山根（山风）

部位：印堂下，两目内眦之间，鼻根低洼处（图 4-12）。

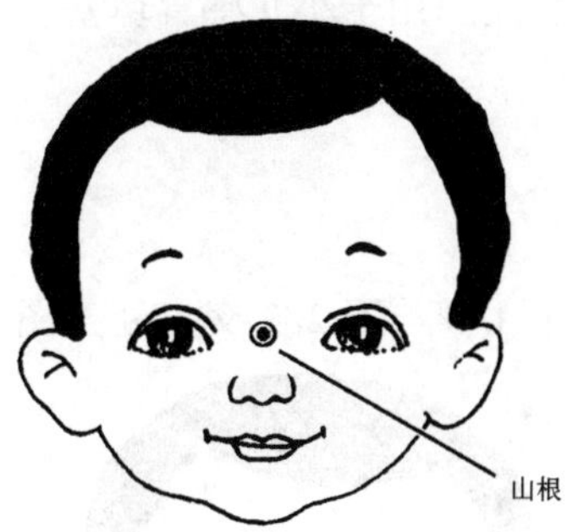

图 4-12　山根

手法：用拇指指端掐，称掐山根。3~6 次。

作用：醒脑开窍，镇惊安神。

应用：掐山根醒脑开窍、镇惊安神，多与掐老龙、掐人中等合用，用于小儿昏迷、惊风、抽搐等症。山根还可协助诊断，山根色青为小儿惊风或脾胃虚弱，山根色蓝为小儿咳、喘。

6. 素髎（准头）

部位：鼻尖正中（图 4-13）。

手法：用拇指先掐再揉，称掐揉素髎。掐一揉三，反复 3~6 次。

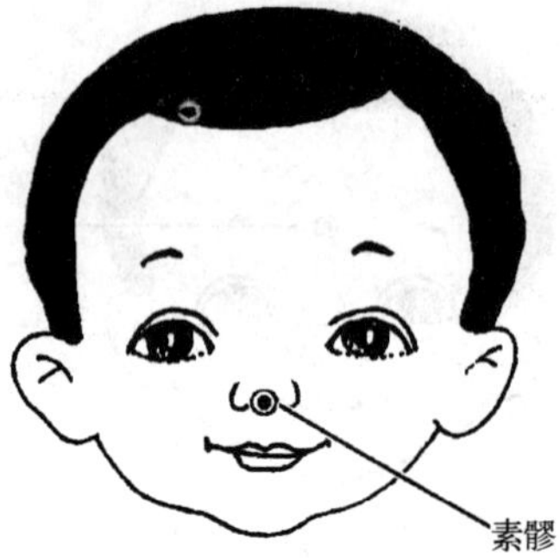

图 4-13　素髎

作用：安神、通窍、解表、散结。

应用：掐揉素髎与掐老龙、掐人中等合用，用于小儿昏迷、窒息、惊厥等症。与揉迎香、一窝风等合用，用于小儿感冒鼻塞。正常素髎微黄光亮，色黄无色提示小儿脾虚。

7. 人中（水沟）

部位：人中沟正中，上 1/3 与下 2/3 交点处（图 4-14）。

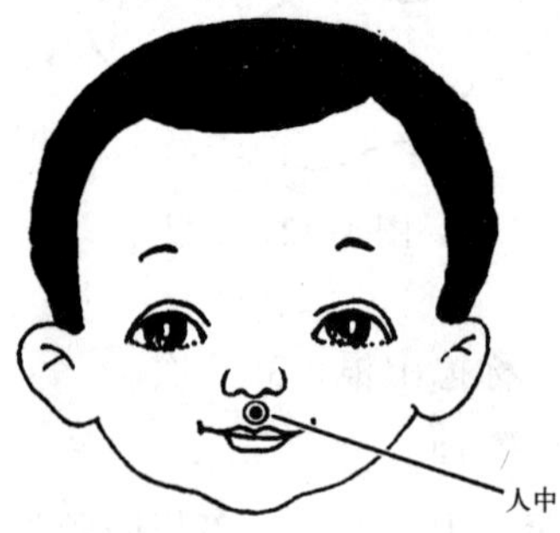

图 4-14　人中

手法：用拇指指端掐，称掐人中。3~6 次。

作用：开窍、醒神。

应用：掐人中开窍、醒神，多与掐老龙，掐印堂等合用，用于小儿惊厥、抽搐、昏迷等症，主要用于急救。

8. 迎香（洗皂）

部位：鼻翼旁开 0.5 寸，鼻唇沟中（图 4–15）。

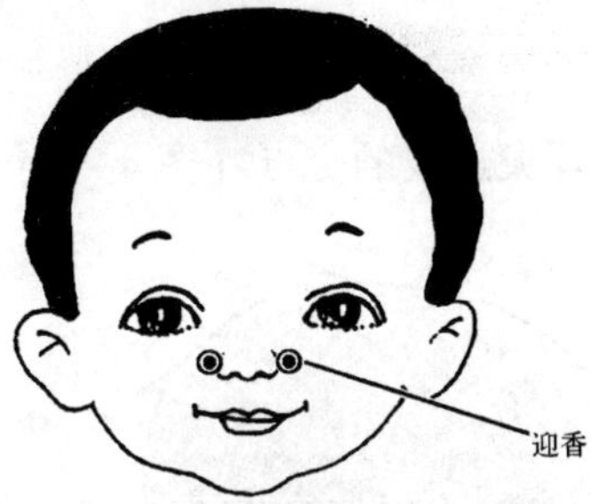

图 4–15　迎香

手法：用食、中二指或双食中指按揉，称揉迎香，用大、小鱼际擦，称擦迎香。按揉 30~60 次，擦热为度。

作用：通鼻窍、宣肺气。

应用：多与清肺经、头面四大手法、一窝风等合用，用于小儿鼻塞流涕、呼吸不顺畅等症。

9. 承浆

部位：下颏唇沟正中凹陷处（图 4–16）。

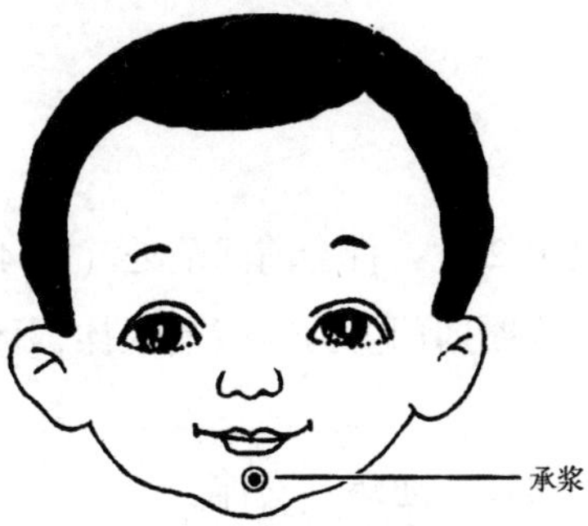

图 4–16　承浆

手法：用拇指指端或中指指端揉，称揉承浆。揉 30~60 次。

作用：醒脑、止涎、开窍、安神。

应用：多与掐老龙、掐人中等合用，用于小儿惊风、抽搐等症。多与补脾经、合手阴阳、捏脊等合用，用于小儿流涎。

10. 百会

部位：头顶正中，两耳尖连线的交点（图 4-17）。

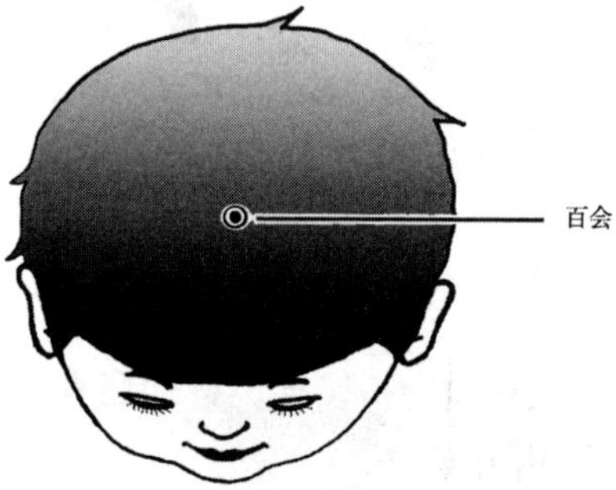

图 4-17　百会

手法：用拇指指端或中指指端揉，称揉百会。揉 30~60 次。

作用：升阳举陷，镇静、安神、益智。

应用：百会诸阳之会，多与补脾经、推三关、补肾经等合用，用于小儿脱肛、遗尿、脏器下垂等。多与掐揉小天心、清肝经、分手阴阳等合用，用于小儿惊风、烦躁、惊痫等症。

11. 囟门

部位：前发际正中直上 2 寸，百会前凹陷处（图 4-18）。

手法：四指指面摩，称摩囟门。拇指指端轻揉，称揉囟门。摩 3~5 分钟，揉 30~60 次。

作用：健脑、益智，镇惊、通窍、安神。

应用：前囟门正常闭合时间为小儿出生 12~18 个月，操作时不可用力过大。多与掐精宁、威灵、五指节等合用，用于小儿惊风、烦躁、头痛等症。多与揉一窝风、揉二马、补肾经等合用，用于小儿鼻塞、五迟、五软等症。

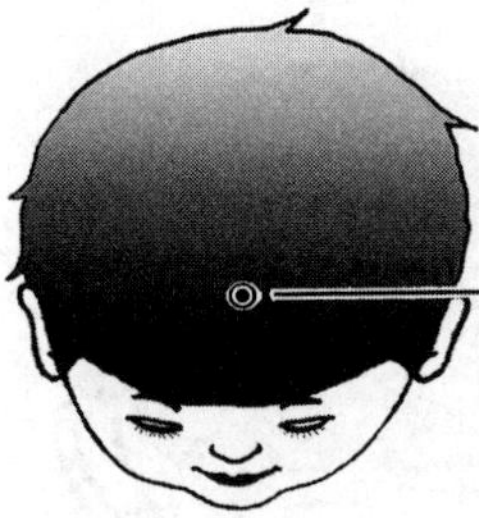

图 4-18　囟门

12. 耳后高骨

部位：耳后入发际，乳突后缘高骨下凹陷中（图 4-19）。

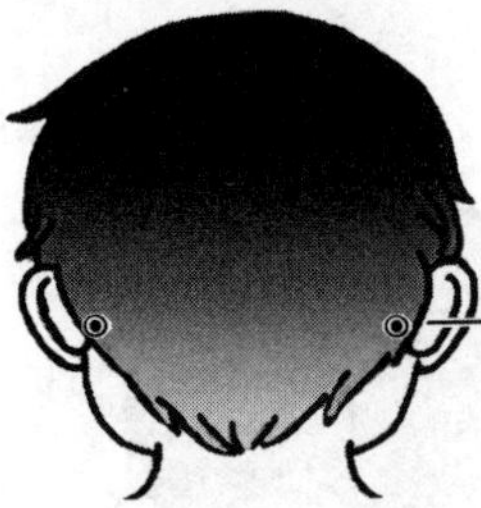

图 4-19　耳后高骨

手法：用中指指端揉，称揉耳后高骨。揉 30~60 次。

作用：发汗解表，除烦、安神。

应用：揉耳后高骨能发汗解表，多与开天门、推坎宫、揉太阳合用为头面四大手法，用于小儿感冒。多与掐揉五指节、清肝经、清天河等合用，用于小儿烦躁、神昏、哭闹等症。

13. 风池

部位：后发际上 1 寸，斜方肌与胸锁乳突肌之间的凹陷处（图 4-20）。

手法：用拇指、食指拿、揉，称拿、揉风池。拿 5~10 次，揉 30~60 次。

作用：发汗解表，散寒、止痛。

应用：多与头面四大手法、掐揉二扇门等合用，用于小儿感冒头痛、发热无汗等症。多与揉外劳宫、拿列缺等合用，用于小儿颈项痛、落枕等症。

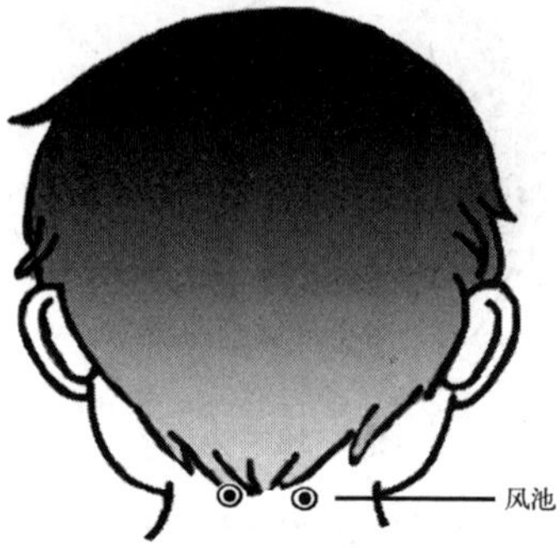

图 4-20　风池

14. 天柱骨

部位：颈后发际正中到大椎穴成一直线（图 4-21）。

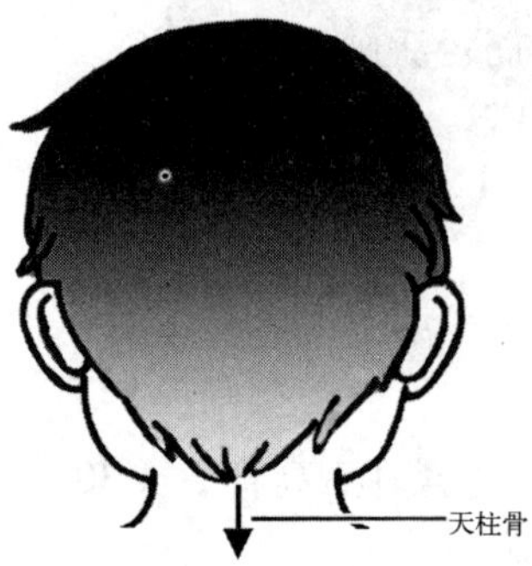

图 4-21　天柱骨

手法：用拇指或食、中二指从上往下推，称下推天柱骨。也可用汤勺边缘从上往下刮，称刮天柱骨。推 100~500 次，刮 1~3 分钟至出痧即可。

作用：解表、清热、降逆、止呕。

应用：多与拿风池、四大手法、二扇门等合用，用于小儿感冒、发热。多与横纹推向板门、揉中脘、揉胃俞等合用，用于小儿恶心、呕吐等症。

15. 桥弓

部位：颈部两边沿胸锁乳突肌成一条线（图 4-22）。

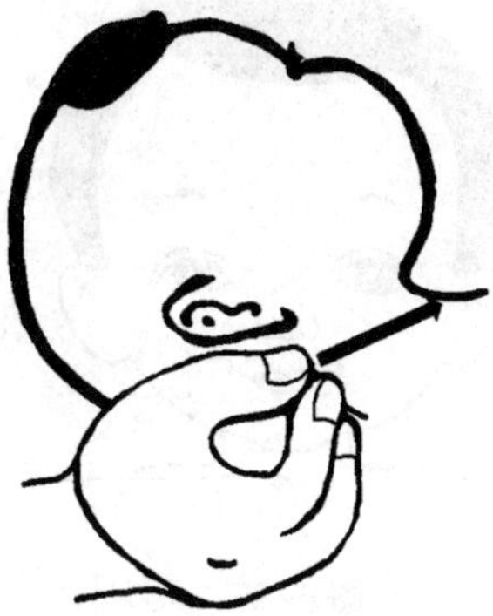

图 4-22　拿桥弓

手法：用食、中、无名指指面揉、推，称揉、推桥弓。用拇指、食中指提拿，称拿桥弓。推 2~5 分钟，揉 60~120 次，弹拿 3~9 遍。

作用：解痉、止痛、舒筋、活血、散结化痰。

应用：多与清肺、平肝、揉小横纹、清天河水等合用，用于小儿发热、咳嗽、扁桃体肿大等症。多与拿肩井、揉外劳宫等合用，用于小儿肌性斜颈、颈项疼痛活动不利等症。

第 3 节　胸腹部穴位

胸腹部重点穴位 13 个，其中天突、膻中、中脘、神阙、肚角等穴位必须重点掌握。

1. 天突

部位：在胸骨上窝，凹陷处正中（图 4-23）。

手法：用中指指端按揉，称按揉天突；用双拇指、食指二指挤捏，称挤捏天突。按揉 30 次左右，挤捏 3~6 次或皮下淤血成紫红色为度。

作用：降逆止呕，理气化痰，止咳平喘。

应用：多与推揉膻中、揉乳旁、揉摩中脘、运内八卦等合用，用于小儿呕吐、痰喘，效果佳。与挤捏大椎穴、曲池穴、清天河、推脊合用，针对小儿外

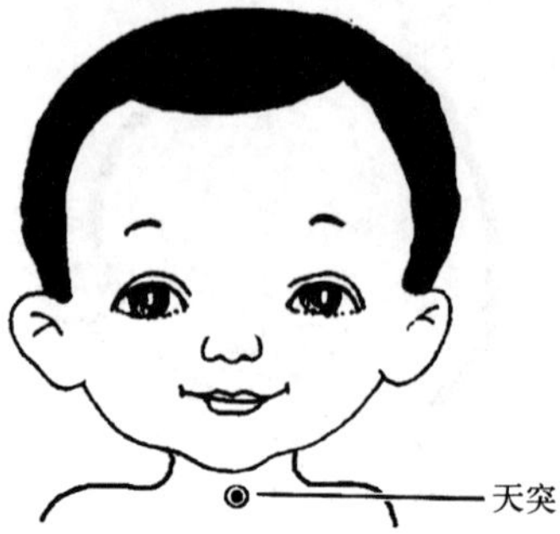

图 4-23　天突

感发热、扁桃体炎、中暑等症也有良效。

2. 膻中

部位：胸骨正中，两乳头连线的中点（图 4-24）。

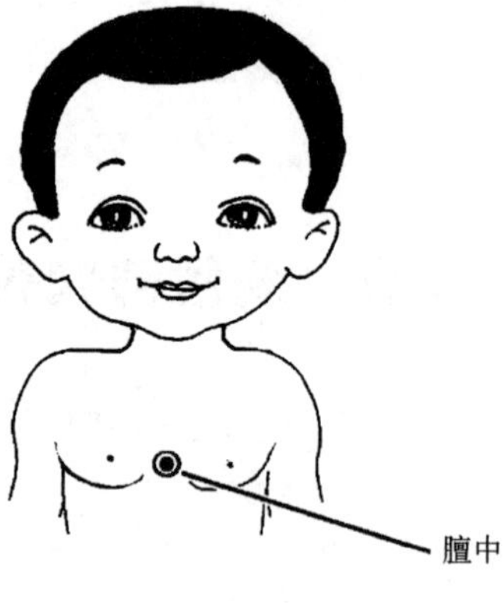

图 4-24　膻中

手法：用食、中指二指指面从胸骨窝往下推至剑突，称推膻中。用双拇指从本穴向两侧分推至乳头，称分推膻中。用中指指端揉，称揉膻中。推 60~120 次，分推 60~120 次，揉 60~240 次。

作用：宽胸理气，止呕、宣肺、止咳、化痰。

应用：多与运内八卦、横纹推向板门、分推腹阴阳等合用，用于小儿呕吐、呃逆、嗳气等症。与推肺经、擦揉肺俞、揉掌小横纹等合用，用于小儿喘、咳。与按揉天突、搓摩胁肋、按揉丰隆等合用，用于小儿咳痰不爽等症。

3. 乳旁

部位：乳头外侧旁开 0.2 寸（图 4-25）。

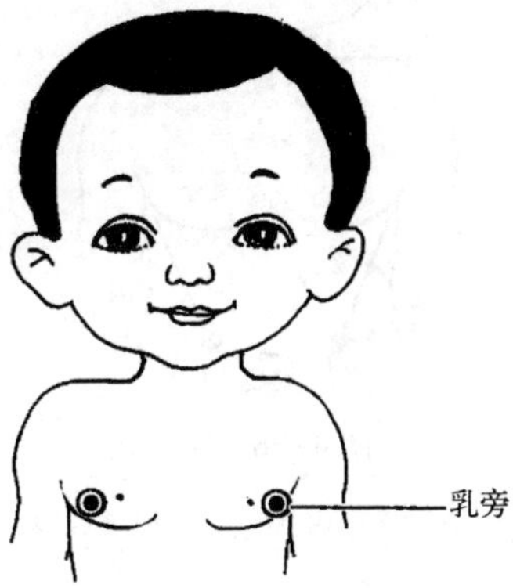

图 4-25　乳旁

手法：用食指或中指指端揉，称揉乳旁。揉 30~60 次。

作用：理气、止咳、化痰。

应用：多与推揉膻中、推肺经、运内八卦等合用，用于小儿胸闷、喘咳等症。

4. 胁肋

部位：两侧腋下至天枢穴（图 4-26）。

手法：用双手掌从两腋下搓至天枢穴，称搓摩胁肋，又称按弦走搓摩。搓摩 60~120 次。

作用：宽胸、理气、降逆、化痰、消积聚。

应用：常与摩腹、揉摩中脘、推揉膻中、运内八卦等合用，用于小儿食积、痰多所致的胸闷、气喘、腹胀等症。对于小儿脾胃虚弱、中气下陷需慎用。

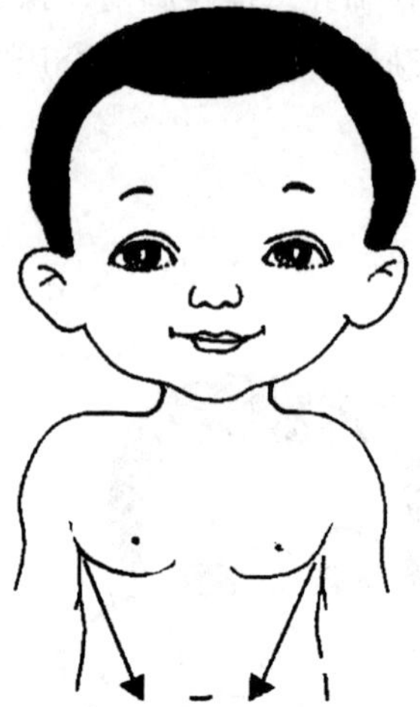

图 4-26　胁肋

5. 中脘

部位：脐上 4 寸，剑突与脐连线的中点（图 4-27）。

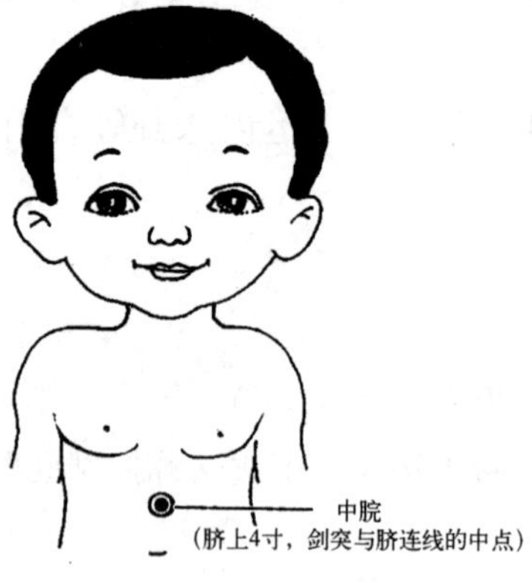

图 4-27　中脘

手法：用食指、中指指面从天突向下推至中脘，称推中脘。用指端或掌根揉，称揉中脘。用四指指面或掌心摩，称摩中脘。推或揉 100~300 次，摩 3~6 分钟。

作用：消腹胀、消食、和胃、止呕。

应用：揉、摩中脘与按揉足三里、推脾经、捏脊等合用，用于小儿腹胀、腹痛、泄泻、呕吐、食欲不佳等症。推中脘配合下推天柱骨，运内八卦，揉天突等合用，用于小儿胃气上逆、嗳气呕吐等症。

6. 水分

部位：脐上 1 寸（图 4-28）。

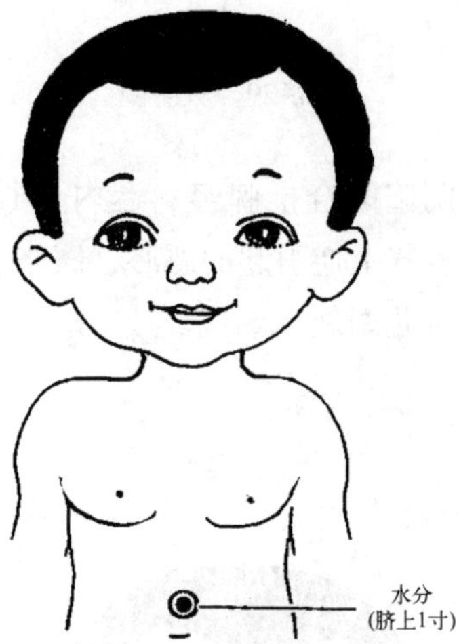

图 4-28　水分

手法：用指端按揉，称按揉水分。按揉 100~300 次。

作用：消腹胀、止泻。

应用：配合推脾经、摩腹、揉摩中脘、按揉足三里等合用，用于小儿腹胀、腹泻。

7. 腹阴阳

部位：腹部（图 4-29）。

手法：从剑突下到浮肋，用双拇指指面从剑突下向两旁分推，称分推腹阴阳。用食指指面或手掌面摩，称摩腹。分推腹阴阳 60~120 次，摩腹 3~6 分钟。

作用：健脾和胃、消腹胀、理气、消食、止呕。

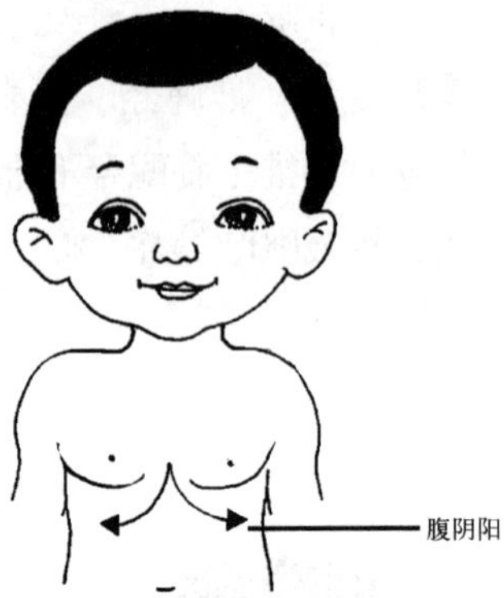

图 4-29　腹阴阳

应用：摩腹、分推腹阴阳配合推脾经、运内八卦、按揉足三里、捏脊合用，用于小儿乳食停滞或胃气上逆引起的恶心、腹胀、呕吐等症。与按揉足三里、捏脊合用，经常用于小儿调理。

8. 神阙

部位：肚脐（图 4-30）。

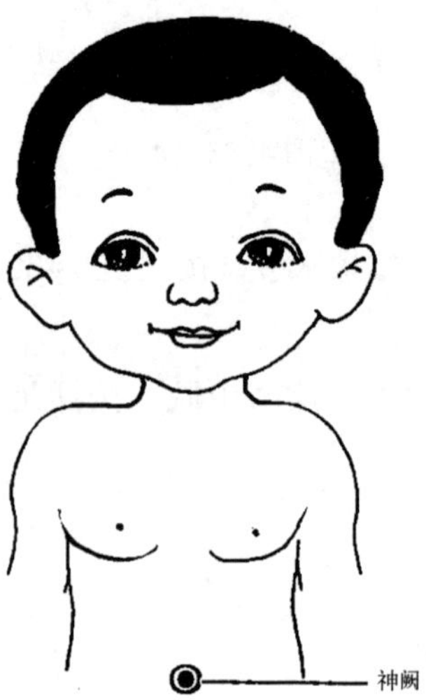

图 4-30　神阙

手法：用中指指端或掌根揉，称揉脐。用食指、中指、无名指指面或手掌面摩，称摩脐。揉 100~300 次，摩 3~6 分钟。

作用：散寒、温阳、补气血、健脾和胃、消食导滞。

应用：脐具有双重调节作用，能补：温阳补虚，能泻：能消、能下。小儿寒湿、肾虚、脾虚引起的泄泻、消化不良等及湿热引起的泄泻、便秘、痢疾等都有良效。常与摩腹、上推七节骨、揉龟尾组合成小儿泄泻四大手法，效果显著。

9. 天枢

部位：肚脐旁开 2 寸（图 4-31）。

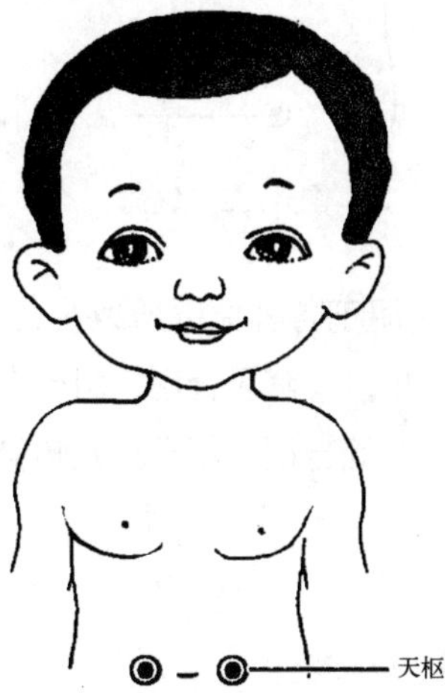

图 4-31　天枢

手法：用食、中二指揉或双拇指揉，称揉天枢。揉 100~200 次。

作用：消滞理气，调大肠。

应用：揉天枢能调大肠、消滞理气，用于小儿急慢性胃肠炎及消化功能紊乱引起的呕吐、泄泻、便秘、食积，效果显著。常与揉脐合用，用于小儿腹胀、腹痛、便秘等症。

10. 气海

部位：脐下 1. 5 寸（图 4-32）。

手法：用中指指端揉，称揉气海。100~300 次。

作用：散寒、止痛、引痰下行。

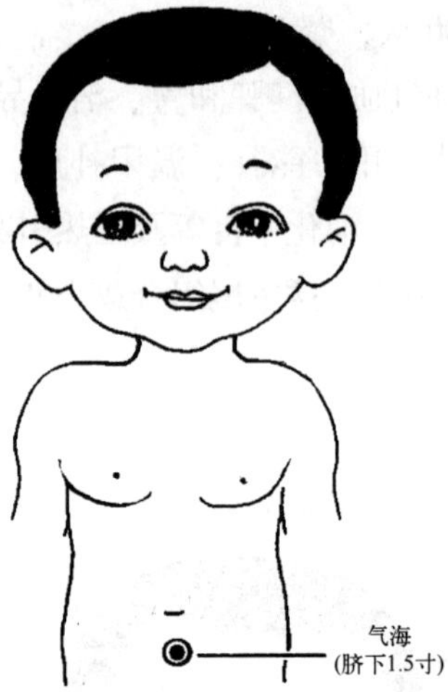

图 4–32　气海

应用：气海散寒、止痛，用于各种原因所致小儿腹痛，腹痛要穴，尤其是虚寒腹痛。与按揉大肠俞、足三里、一窝风合用，用于小儿肠痉挛、肠功能紊乱引起的腹痛。与运内八卦、搓摩胁肋等合用，用于小儿胸膈不利、痰多壅堵不降。

11. 关元

部位：脐下 3 寸（图 4–33）。

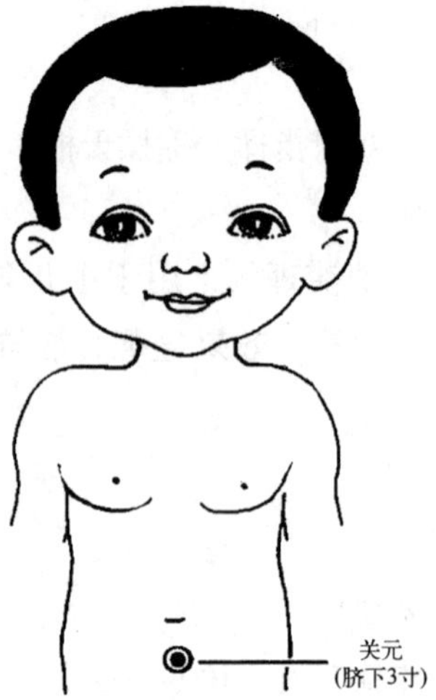

图 4–33　关元

手法：用中指或掌根揉，称揉关元。揉 100~300 次。

作用：补元气、温肾、壮阳气。

应用：与补肾经、按揉足三里、外劳宫合用，用于小儿虚寒性腹痛、腹泻、痢疾等症。与揉百会、擦揉命门、擦揉肾俞搭配，用于小儿遗尿，配合艾灸效果更佳。

12. 肚角

部位：脐下 2 寸，前正中线旁开 2 寸（图 4-34）。

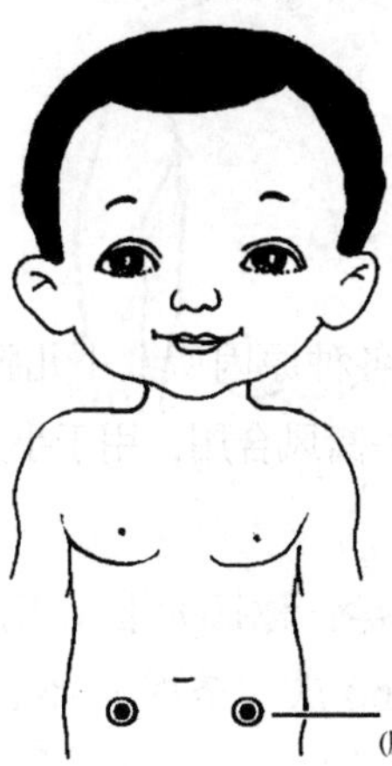

图 4-34　肚角

手法：用拇指、食指、中指三指向深处拿之，一拿一松，反复操作，称拿肚角。拿 3~6 次。

作用：理气消滞、健脾和胃。

应用：配合一窝风，针对各种原因引起的小儿腹痛，特别是受凉、伤食痛效果更佳。也可用于小儿便秘，常搭配清大肠、按揉膊阳池等。本穴刺激性强，不宜操作时间太长，以免小儿哭闹，其他手法完毕再行操作。

第 4 节　背腰骶部穴位

背腰骶部重点穴位 13 个，其中大椎、风门、肺俞、脾、肾俞、七节骨、督脉等穴位是需要重点掌握的。

1. 大椎

部位：在颈后，第一胸椎与第七颈椎棘突之间，低头取穴（图 4-35）。

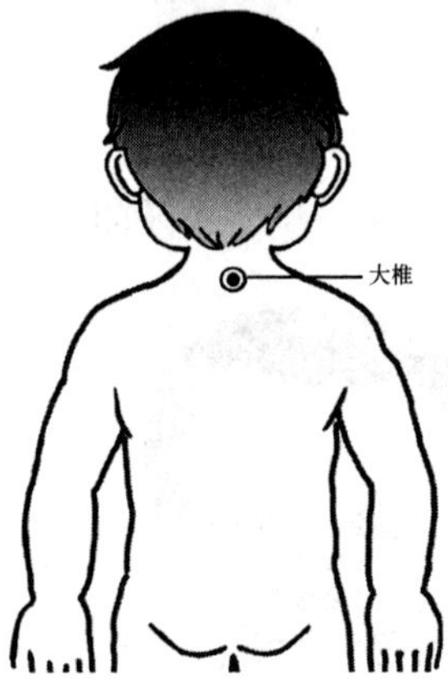

图 4-35　大椎

手法：用拇指指端或中指指端揉，称揉大椎。用拇指与食指将其周围肌肤向中间挤捏，称挤捏大椎。揉 30~60 次，挤捏 3~6 次或挤捏至局部肌肤轻度淤血为度。

作用：解表清热，通经活络，降逆止呕。

应用：大椎穴清热解表，多与清天河水、揉膊阳池、头面四大手法等合用，用于小儿感冒、发热等症。挤捏大椎穴，至皮下轻度淤血，用于小儿百日咳等症。

2. 肩井

部位：在肩部，大椎与肩峰连线之中点筋肉处（图 4-36）。

手法：用拇指与食指、中指二指指面相对用力提拿，一松一紧，称拿肩井。用拇指指端按揉，称揉按肩井。拿 3~5 次，按揉 10~30 次。

作用：解表发汗，疏通气血。

应用：拿肩井宣通气血、解表发汗，多与头面四大手法、拿风池等合用，用于小儿外感发热、无汗等症。经常作为小儿推拿手法之关法。

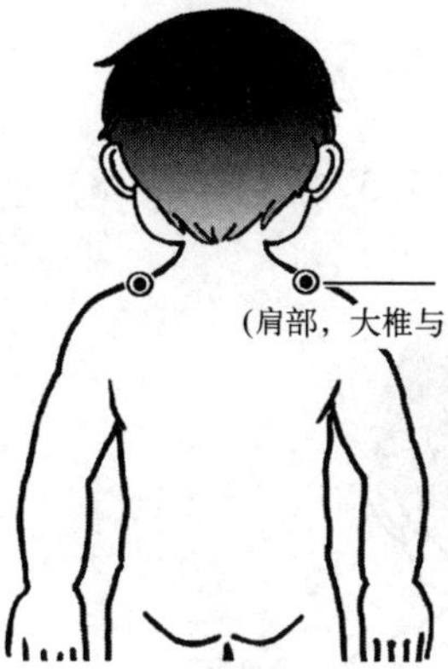

图 4-36　肩井

3. 定喘

部位：在背部，第七颈椎棘突下，旁开 0.5 寸处（图 4-37）。

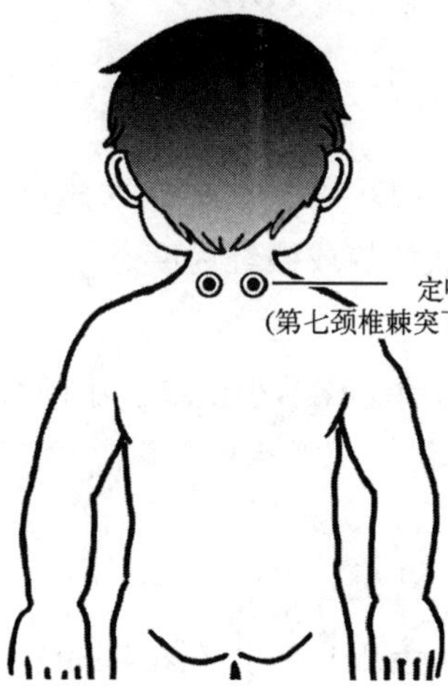

图 4-37　定喘

手法：用双拇指指端揉，称揉定喘。揉 30~60 次。

作用：止咳平喘，宣肺。

应用：常与揉小横纹、揉掌小横纹、擦揉肺俞、挤捏大椎穴合用，用于小儿支气管哮喘、支气管炎、肺结核、百日咳等症。

4. 风门

部位：在第二胸椎棘突下，旁开 1.5 寸（图 4-38）。

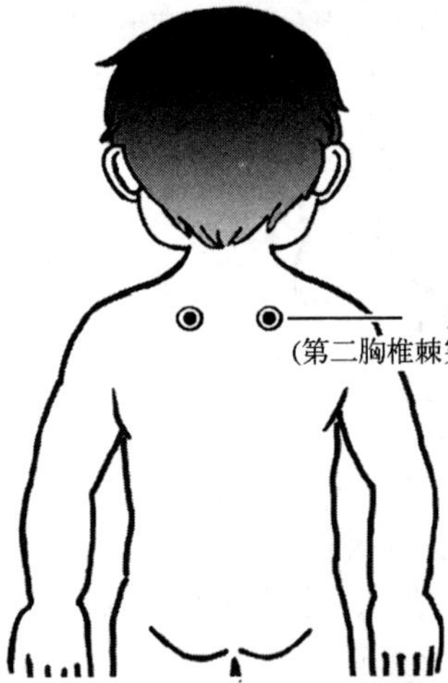

图 4-38　风门

手法：用双拇指揉，称揉风门。用手掌面、大鱼际或小鱼际擦，称擦风门。揉 30~60 次，擦至局部肌肤微热或微红为度。

作用：祛风、解表、通络。

应用：多与清肺经、擦揉肺俞、揉掌小横纹、小横纹、运内八卦合用，用于小儿感冒、咳嗽等外感症。

5. 肺俞

部位：在第三胸椎棘突下，旁开 1.5 寸（图 4-39）。

手法：用双拇指指端揉，称揉肺俞。用手掌面、大鱼际或小鱼际擦，称擦肺俞。用双拇指或鱼际分别从肩胛骨内缘从上往下推，称分推肺俞或分推肩胛骨。揉 60~120 次，擦至局部肌肤微热或微红为度，分推 1~2 分钟。

作用：止咳化痰，调补肺气，润燥通便。

应用：本穴常配合揉小横纹、揉掌小横纹、清肺经等，用于小儿呼吸系统病症。针对小儿久咳不愈，可搭配补脾经以培土生金，加强疗效。与清大肠、

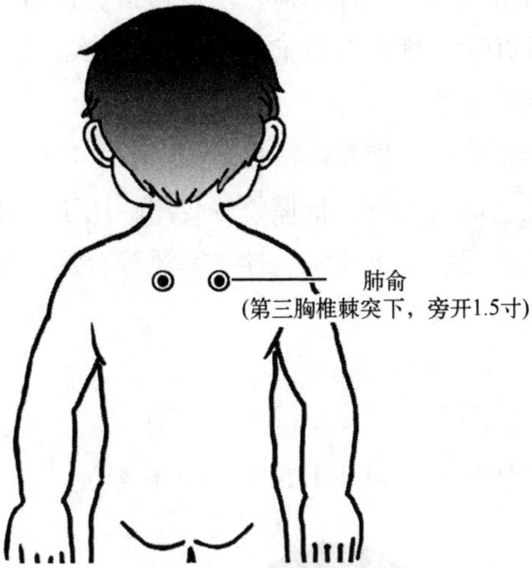

图 4-39　肺俞

退六腑等合用，用于小儿大便干结。

6. 膈俞

部位：第七胸椎棘突下，旁开 1.5 寸（图 4-40）。

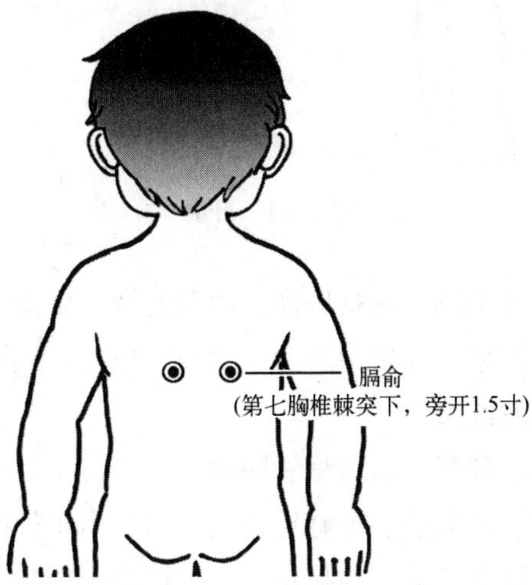

图 4-40　膈俞

手法：用双拇指指端揉，称揉膈俞。用双拇指、食指指面挤捏，挤捏至局部肌肤轻微淤血或发红紫，称挤捏膈俞。揉 30~60 次，挤捏 3~6 次或挤捏至局部肌肤轻微淤血或发红紫。

作用：止呃逆、止呕吐、散热、活血。

应用：与清胃经、运内八卦、推攒竹等合用，用于小儿气逆引起呃逆、咳嗽、呕吐等症。与推箕门、清天河水、揉一窝风等合用，用于小儿各种出疹性疾病。

7. 肝俞

部位：第九胸椎棘突下，旁开 1.5 寸（图 4-41）。

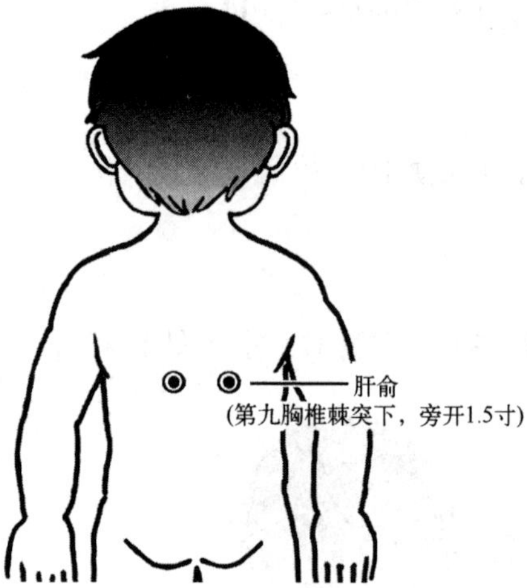

图 4-41　肝俞

手法：用双拇指指端揉，称揉肝俞。用双拇指、食指指面挤捏，挤捏至局部肌肤轻微淤血或发红紫，称挤捏肝俞。揉 60~120 次，挤捏 3~6 次或挤捏至局部肌肤轻微淤血或发红紫。

作用：疏肝利胆、理气、退黄疸、明目。

应用：与清肝经、清大肠、推脊等合用，用于小儿黄疸。与头面部穴、肾纹等合用，用于小儿眼部病症。与捣小天心、掐揉五指节、摩囟门等合用，用于小儿惊风、夜啼、烦躁不安等症。

8. 脾俞

部位：第十一胸椎棘突下，旁开 1.5 寸（图 4-42）。

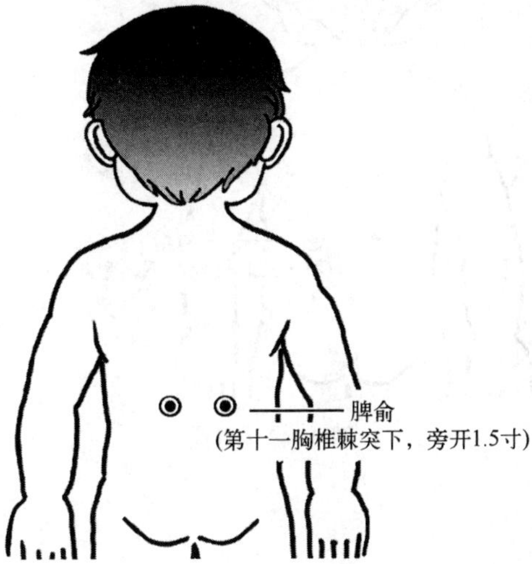

图 4-42　脾俞

手法：用双拇指指端揉，称揉脾俞。用双拇指、食指指面挤捏，挤捏至局部肌肤轻微淤血或发红紫，称挤捏脾俞。揉 60~120 次，挤捏 3~6 次或挤捏至局部肌肤轻微淤血或发红紫。

作用：健脾和胃，消食积、助运化、祛湿。

应用：多与推脾经、揉足三里、揉板门等合用，用于小儿脾胃虚弱、乳食内伤等消化不良症。

9. 胃俞

部位：第十二胸椎棘突下，旁开 1.5 寸（图 4-43）。

手法：用双拇指指端揉，称揉胃俞。用双拇指、食指指面挤捏，挤捏至局部肌肤轻微淤血或发红紫，称挤捏胃俞。揉 60~120 次，挤捏 3~6 次或挤捏至局部肌肤轻微淤血或发红紫。

作用：健脾和胃，消食化滞。

应用：多与推脾经，揉板门，揉足三里等合用，用于小儿脾胃虚弱、乳食

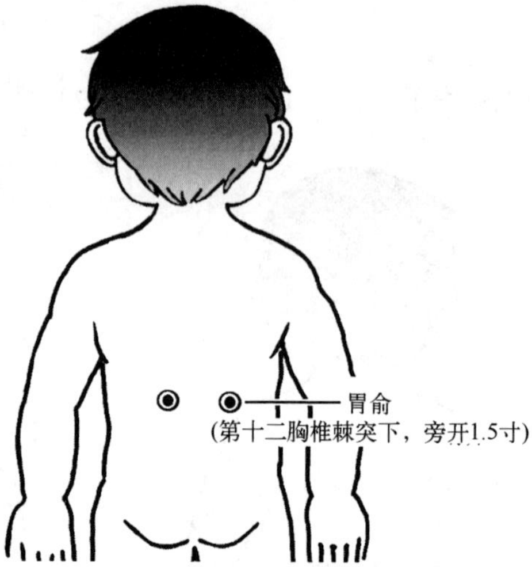

图 4-43　胃俞

内伤等消化不良症。

10. 肾俞

部位：第二腰椎棘突下，旁开 1.5 寸（图 4-44）。

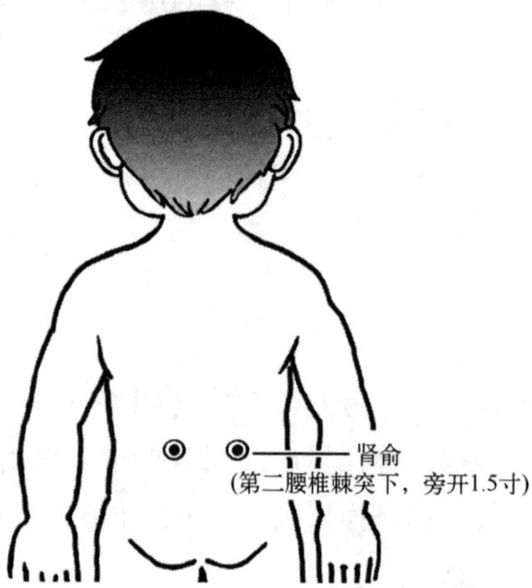

图 4-44　肾俞

手法：用双拇指指端揉，称揉肾俞。用手掌面、大鱼际或小鱼际擦，称擦肾俞。揉 60~120 次，擦至局部肌肤发热或微红为度。

作用：补肾、滋阴，培补元气。

应用：常与补脾经、揉二马、推三关等合用，用于小儿肾虚腹泻、下肢瘫痪等症。也用于小儿肾虚不纳气，喘，与擦揉肺俞、运内八卦、揉二马、小横纹等搭配用。

11. 脊柱

部位：大椎至龟尾成一直线（图 4–45）。

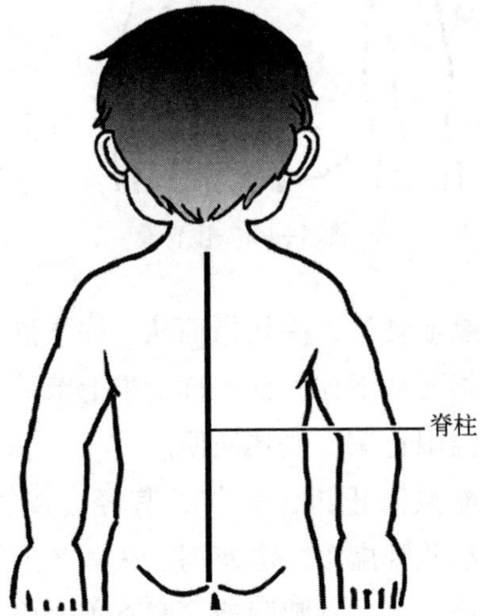

图 4–45　脊柱

手法：用食指、中指指面或掌根从上往下推，称推脊。用捏法从下往上或捏提捻推称捏脊。一般捏三下提一下，捏 3~6 遍。

作用：理气血、调阴阳、和脏腑、健脾胃、增强体质、清热。

应用：捏脊理气血、调阴阳、和脏腑，是强身调理常用手法，一般搭配补脾经、补肾经、摩腹、按揉足三里合用，对于小儿先天不足或后天失养的一些慢性病症效果良好。推脊经常作为清热、退黄疸手法，多与清天河水、退六腑、清肺平肝等合用。

12. 七节骨

部位：第四腰椎至尾骨尖成一直线（图 4-46）。

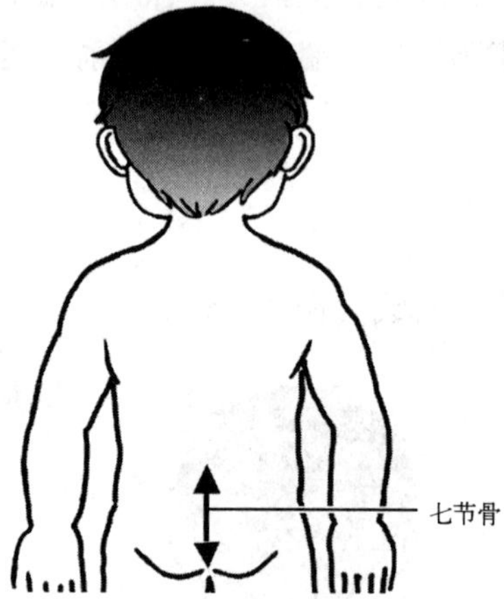

图 4-46　七节骨

手法：用拇指外侧缘或食指、中指指面从上往下推，称下推七节骨。用拇指外侧缘或食指、中指指面从下往上推，称上推七节骨。推 100~300 次。

作用：调节大肠，温阳止泻，泄热通便。

应用：上推七节骨能温阳止泻，多与补脾经、按揉百会、揉气海、补大肠、捏脊等合用，用于小儿脾虚泻、虚寒泻、久泻久痢等症。下推七节骨能泄热通便，多与清大肠、退六腑、揉膊阳池、摩腹等合用，用于小儿肠热便秘或痢疾等症。

13. 龟尾

部位：尾椎骨尖端（图 4-47）。

手法：用拇指指端或中指指端揉，称揉龟尾。揉 100~300 次。

作用：调理大肠，止泻通便。

应用：本穴既能止泻，也能通便，双向调节大肠功能，常与摩腹、揉脐、推七节骨、捏脊等合用，用于小儿泄泻、痢疾等症效果显著。

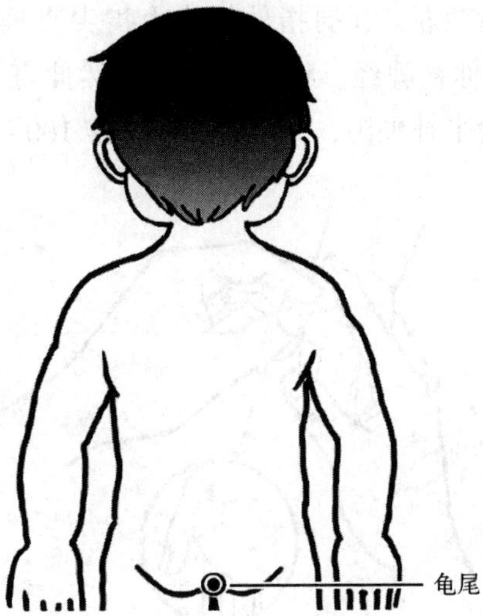

图 4-47　龟尾

第 5 节　上肢部穴位

小儿上肢特定穴位多在肘以下，以双手居多，本节所涉及的 37 个特定穴位均为必须重点掌握的。

1. 脾经（脾土）

部位：拇指外侧缘或拇指末节螺纹面（图 4-48）。

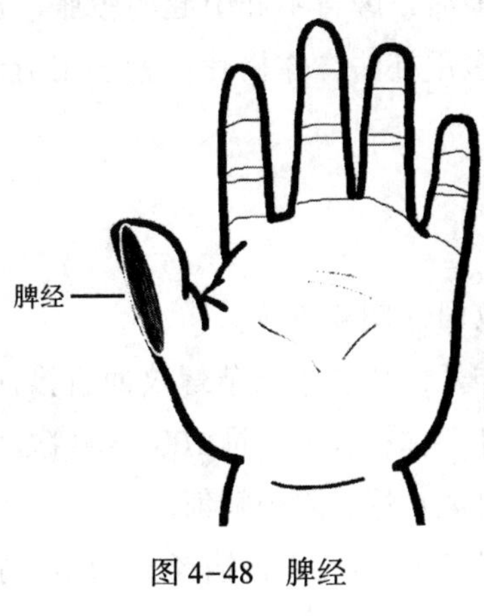

图 4-48　脾经

手法：将小儿拇指微屈，在拇指外侧缘由指尖直推到指根为补（也可旋推拇指末节螺纹面），称补脾经。将小儿拇指自然伸直，从指根直推向指尖，称清脾经。来回直推为平补平泻，称清补脾经。推 100~500 次。

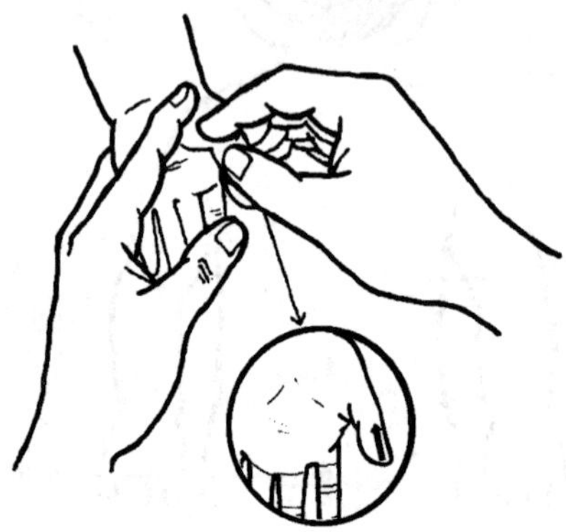

图 4-49　补脾经

作用：补脾经具有健脾胃、补气血、消腹胀的作用，清脾经具有清热利湿、化痰止呕的作用。清补脾经可调脾、和胃消食、去食积。

应用：补脾经多与推三关、揉脾俞、摩揉中脘、运内八卦、捏脊等合用，用于因小儿脾胃虚弱引起的消化不良、腹胀、腹泻、食欲不振等症。清脾经多与清天河水、清胃经、清大肠经等合用，用于小儿湿热熏蒸、恶心呕吐、腹泻、痢疾等症。清补脾经多与揉板门、分推腹阴阳、摩腹、揉足三里等合用，用于小儿饮食停滞、脾胃不和引起的腹胀、厌恶进食、腹泻、呕吐等症。小儿脾胃虚弱者多用补法，体格壮实者多用清法，平和体质者可用清补法。

2. 肝经（肝木）

部位：食指末节螺纹面（图 4-50）。

手法：将食指自然伸开，从食指末节螺纹面直推向指尖为清，称清肝经。旋推食指末节螺纹面为补，称补肝经。推 100~500 次。

作用：平肝泻火，息风止惊，除烦解郁。

应用：清肝经多与掐捣揉小天心、掐揉五指节、掐老龙、清天河水等合

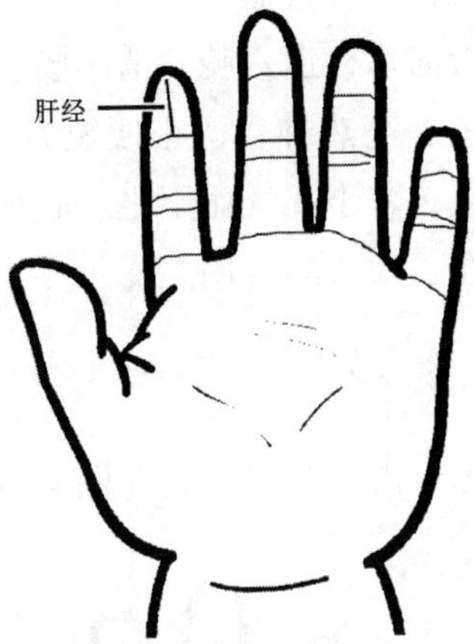

图 4-50　肝经

用，用于小儿烦躁不安、惊风抽搐、目赤、五心烦热等症。肝经宜清不宜补，若小儿肝虚应补时需先补后清或补肾经代替（滋肾水养肝木法）。

3. 心经（心火）

部位：中指末节螺纹面（图 4-51）。

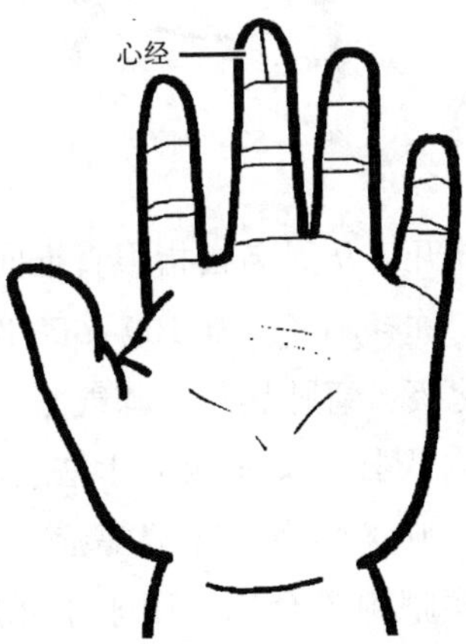

图 4-51　心经

手法：将中指自然伸开，从中指螺纹面末节直推向指尖为清，称清心经。旋推中指末节螺纹面为补，称补心经。推 100~500 次。

作用：清心火、养心安神、补气血。

应用：清心经多与清天河水、退六腑、清小肠、揉内劳宫等合用，用于小儿心火旺盛引起的面赤口疮、高热神昏、小便短赤等症。心经一般以清小肠、清天河水代替，宜清不宜补，若小儿气血不足、心烦不安、睡眠露睛等症需补时，可先补后清或与补脾经、揉二马合用。

4. 肺经（肺金）

部位：无名指掌面或无名指末节螺纹面（图 4-52）。

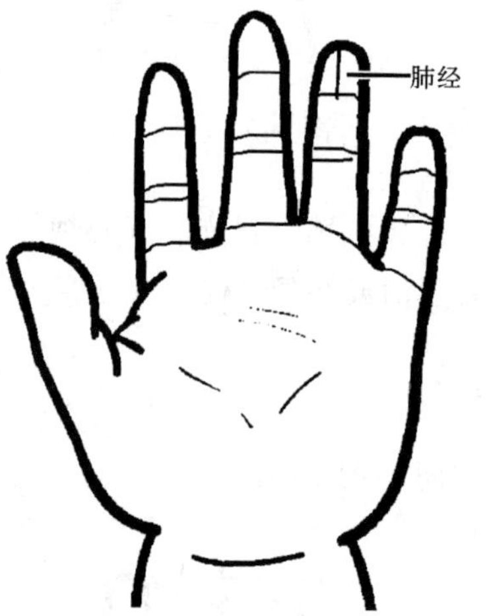

图 4-52　肺经

手法：将无名指自然伸开，从无名指指根直推向指尖为清，称清肺经。旋推无名指末节螺纹面为补，称补肺经。推 100~500 次。

作用：宣肺、止咳、化痰、清肺热、补肺气。

应用：清肺经多与运内八卦、头面四大手法、清天河水、揉小横纹等合用，用于小儿感冒、发热、肺炎喘嗽、哮喘等症。补肺经补肺气，多与补脾经、推三关、揉二马、擦揉膻中等合用，用于小儿肺气虚弱、气喘、虚汗等症。肺经多用清法，因肺主气，为空脏，不用补法，以防喘之，但若小儿肺气虚弱可少补或用培土生金法，用补脾经代替。

5. 肾经（肾水）

部位：小指掌面小指末节螺纹面（图 4–53）。

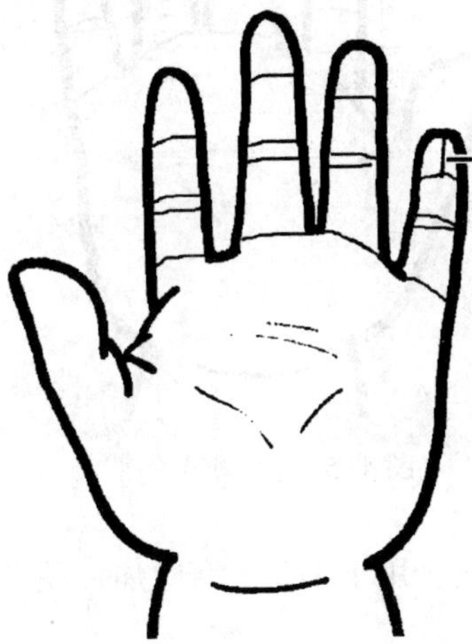

图 4–53　肾经

手法：将小指自然伸开，从小指指尖直推向指根或旋推小指末节螺纹面为补，称补肾经。从小指指根直推向小指指尖为清，称清肾经。推 100~500 次。

作用：补肾、益脑、壮阳、强筋健骨、温补下元、纳气定喘、清热利尿。

应用：补肾经多与补脾经、揉太溪、揉二马、推三关等合用，用于小儿先天不足、肾虚久泻、体弱多病、虚喘、遗尿等症。清肾经多与清小肠、推箕门、掐揉小天心等合用，用于小儿小便短赤、膀胱湿热等症。

6. 大肠经

部位：食指外侧缘，自指尖到虎口成一直线（图 4–54）。

手法：用拇指外侧缘或食、中二指指面，从食指指尖直推向虎口为补，称补大肠。从虎口直推向食指指尖为清，称清大肠。推 100~500 次。

作用：温中、涩肠、固脱、止泻，清利肠腑、除湿导滞。

应用：清大肠多与清脾胃、分推腹阴阳、清天河水、摩腹等合用，用于小儿湿热滞留肠道、身热腹痛、便秘、痢下赤白等症。补大肠多与补脾经、上推

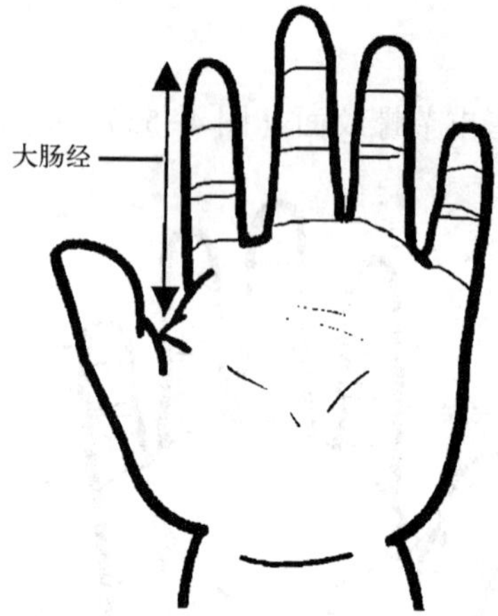

图 4-54　大肠经

七节骨、摩腹、揉龟尾等合用，用于小儿虚寒腹痛、脱肛、泄泻等症。

7. 胃经

部位：大鱼际桡侧赤白肉际，从拇指指根至掌根部（图 4-55）。

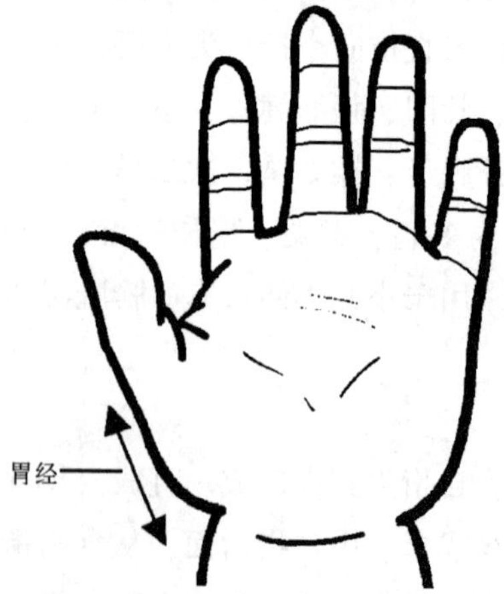

图 4-55　胃经

手法：用拇指或食、中二指指面从拇指根部推向掌根，称补胃经；反之为清，称清胃经。推 100~500 次。

作用：清胃经清中焦湿热、泻火降逆，补胃经健脾胃、助运化。

应用：清胃经多与清脾经、清大肠、下推七节骨等合用，用于小儿呃逆呕恶、脘腹胀满、便秘纳呆、发热烦渴、衄血等症。补胃经多与补脾经、揉中脘、摩腹、按揉足三里等合用，用于小儿脾胃虚弱引起的消化不良、纳呆腹胀等症。

8. 板门

部位：手掌大鱼际平面（图 4–56）。

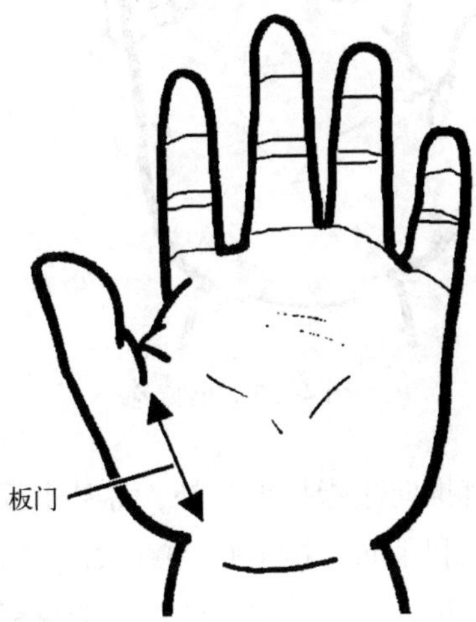

图 4–56　板门

手法：用拇指指端揉大鱼际平面，称揉板门。以拇指外侧缘从小儿拇指指根推向腕横纹，称板门推向横纹；反之称横纹推向板门。揉 100～500 次，推 100～300 次。

作用：揉板门健脾和胃、消食化滞，板门推向横纹具有止泻的作用，横纹推向板门具有止呕的作用。

应用：揉板门健脾和胃、消食化滞、运达上下之气，多与补脾经、运内八卦、揉中脘、分推腹阴阳等合用，用于小儿乳食积滞、腹胀、食欲不振、嗳气等症。板门推向横纹多与补脾经、上推七节骨、捏脊等合用，用于小儿脾虚泄泻等症。横纹推向板门多与下推天柱骨、揉天突、清胃经等合用，用于小儿呕吐等症。

9. 小肠经

部位：小指尺侧边缘，从指尖到指根成一直线（图 4-57）。

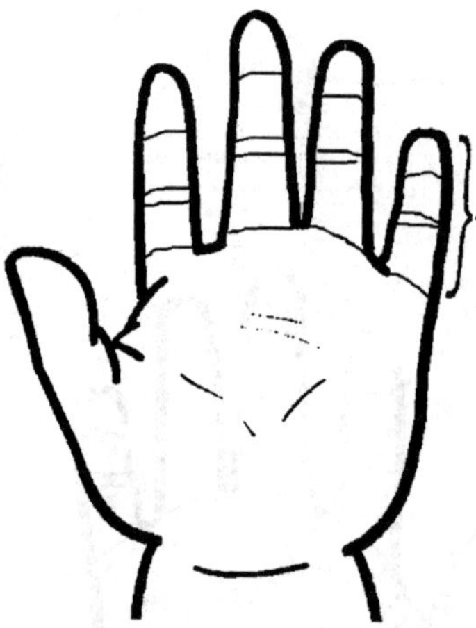

图 4-57　小肠经

手法：从小指指尖直推向小指指根为补，称补小肠。从小指指根直推向小指指尖为清，称清小肠或利小肠。推 100~500 次。

作用：补小肠温补下焦，清小肠泌别清浊、清热利尿。

应用：补小肠多与补肺经、揉肾俞、揉脐等合用，用于小儿下焦虚寒所致的多尿、遗尿等症。清小肠多与清天河水、掐揉小天心等合用，用于小儿小便短赤不利、泄泻、尿闭等症。

10. 肾顶

部位：小指指端（图 4-58）。

手法：用拇指指端或中指指端按揉，称按揉肾顶。按揉 100~500 次。

作用：收敛元气，固表止汗。

应用：肾顶为止汗要穴。多与揉二马、补肾经、补脾经、捏脊等合用，用于小儿自汗、盗汗、大汗淋漓等汗症。

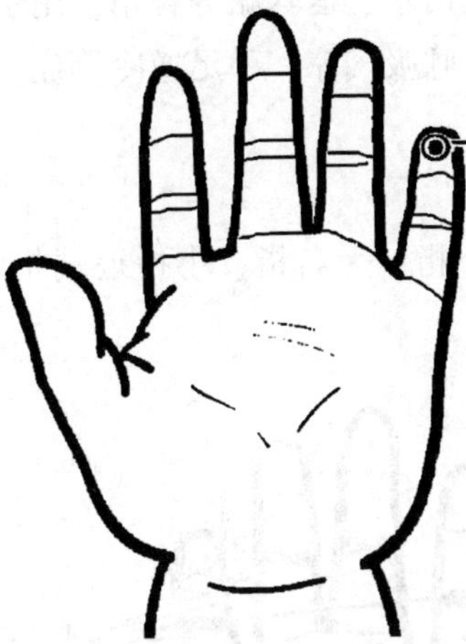

图 4-58　肾顶

11. 肾纹

部位：手掌面，小指第二指间关节横纹处（图 4-59）。

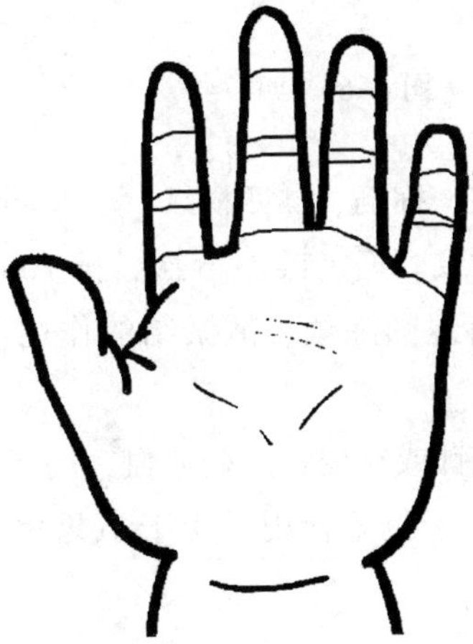

图 4-59　肾纹

手法：用中指或拇指指端按揉，称揉肾纹。揉 100~500 次。

作用：祛风明目、清热散结。

应用：多与清肝经、清天河水、退六腑等合用，用于小儿目赤肿痛或热毒内陷、淤结不散所致的高热、呼吸气凉、手足逆冷等症。

12. 四横纹

部位：手掌面，食指、中指、无名指、小指近端指掌间关节横纹处（图 4-60）。

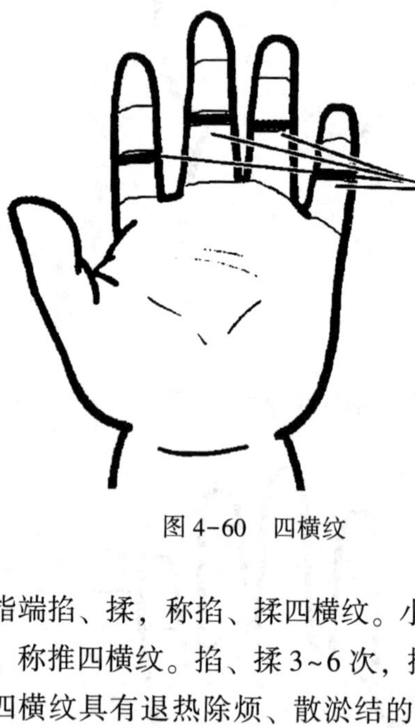

图 4-60　四横纹

手法：用拇指指端掐、揉，称掐、揉四横纹。小儿四指并拢，从食指横纹处推向小指横纹处，称推四横纹。掐、揉 3~6 次，推 100~300 次。

作用：掐、揉四横纹具有退热除烦、散淤结的作用；推四横纹具有和气血、除胀满、调中行气的作用。

应用：治疳要穴，可用毫针或三棱针点刺放血，用于小儿疳积。多与补脾经、揉摩中脘、分推腹阴阳、摩腹等合用，用于小儿腹胀、消化不良、疳积等症。

13. 小横纹

部位：手掌面，食、中、无名、小指掌指关节横纹处（图 4-61）。

手法：用拇指指端掐、揉，称掐、揉小横纹。用拇指外侧缘从小儿食指推向小指横纹处，称推小横纹。掐、揉 3~6 次，推 100~300 次。

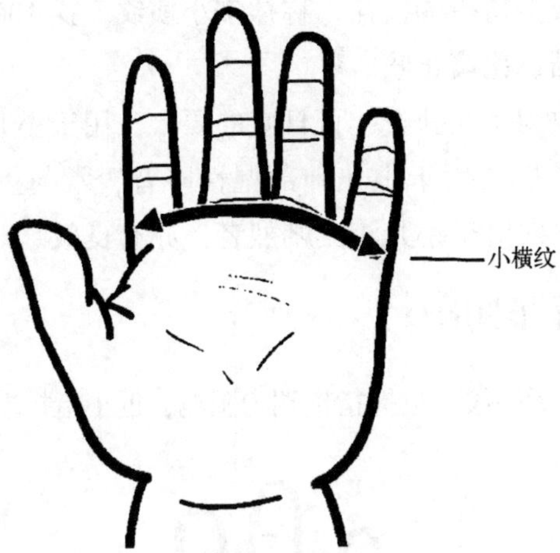

图 4–61　小横纹

作用：退热、消胀、散结。

应用：多与补脾经、运内八卦、清胃经、清小肠、揉脐等合用，用于小儿脾胃热结、腹胀等症。推小横纹用于小儿肺部干性啰音，有一定疗效，常与揉肺俞、揉二马合用。

14. 掌小横纹

部位：手掌面，小指指根下，尺侧掌纹头（图 4–62）。

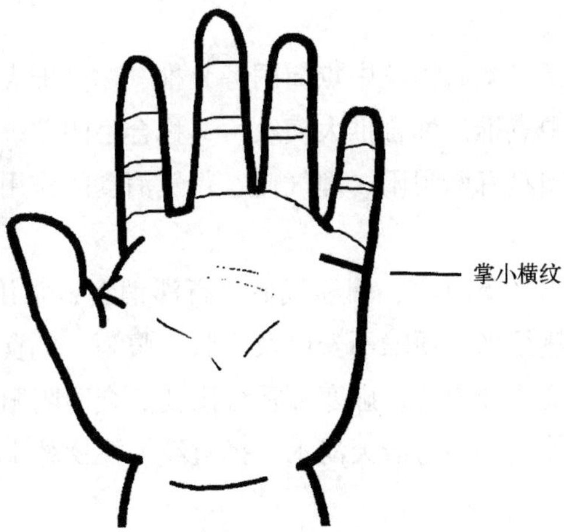

图 4–62　掌小横纹

手法：用中指或拇指指端按揉，称揉掌小横纹。揉 100~500 次。

作用：清热散结、化痰止咳。

应用：掌小横纹为小儿肺炎、百日咳的要穴，用于小儿咳喘、口舌生疮等症，有良效。揉掌小横纹用于小儿肺部湿性啰音，常与擦揉肺俞、揉二马搭配，有一定疗效。本穴对于小儿流涎剧烈者，亦有良效。

15. 大横纹（手阴阳）

部位：仰掌，掌后横纹，近拇指指端为阳池，近小指指端为阴池（图 4-63）。

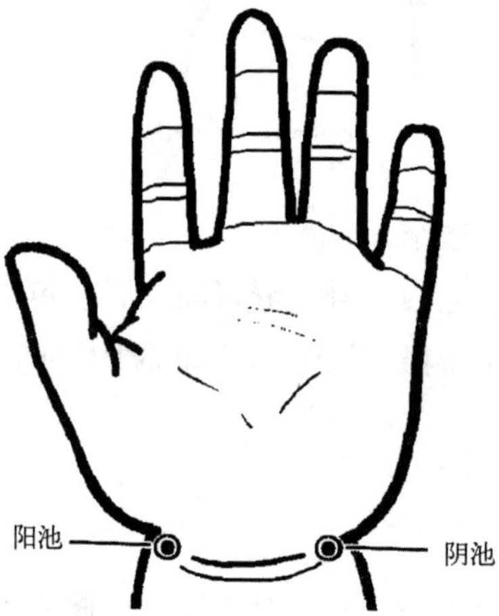

图 4-63　大横纹

手法：用两拇指自掌后横纹中点向两旁分推，称分推大横纹，又称手分阴阳。自两旁向横纹中点推，称合推大横纹，又称合手阴阳。推 100~300 次。

作用：手分阴阳具有调阴阳、理气血、行气消食的作用；合手阴阳具有行痰散结的作用。

应用：手分阴阳平衡阴阳、调和气血、行滞消食，常用于小儿阴阳不调、气血不和而致的寒热往来、烦躁不安以及腹胀、腹泻、乳食停滞等症。另操作分手阴阳时，实热证重分阴池，虚寒证重分阳池。合手阴阳能行痰散结，常用于小儿胸闷、痰喘等症，多与清天河水、揉肾纹、擦揉膻中等合用，有加强行痰散结的作用。

16. 总筋

部位：掌后，腕横纹中点（图 4-64）。

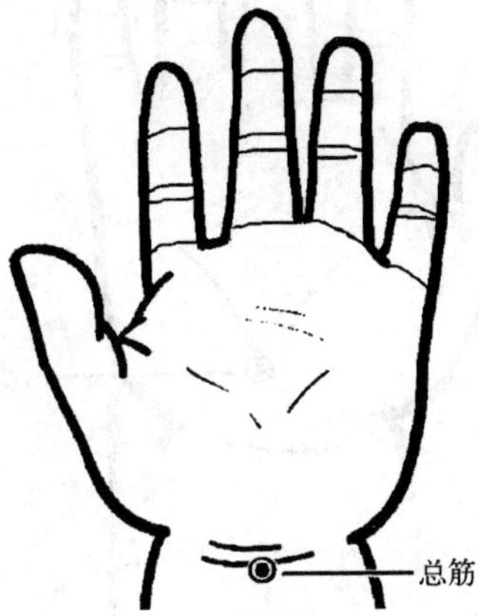

图 4-64　总筋

手法：用拇指或中指指端按揉，称按揉总筋。用拇指或中指指端掐，称掐总筋。揉 100~300 次，掐 3~6 次。

作用：揉总筋清热除烦、通调气机，掐总筋具有镇静安神的作用。

应用：按揉总筋多与清肝经、清心经、清天河水、揉小天心等合用，用于小儿五心烦热、口舌生疮、潮热夜啼、烦躁不安等症。掐总筋用于小儿惊风抽搐等症，与掐人中、掐老龙等合用，有良效。

17. 小天心

部位：手掌面，大、小鱼际交接凹陷处（图 4-65）。

手法：用中指指端揉，称揉小天心。用拇指指端掐，称掐小天心。用中指指端或屈曲的指间关节捣，称捣小天心。揉 100~300 次，掐 3~6 次，捣 5~20 次。

作用：掐、揉小天心具有清热明目、利尿、透疹的作用；捣小天心具有镇惊安神的作用。

应用：小天心为清心安神要穴，揉小天心多与清天河水、清心经、清肝经等合用，用于小儿心经有热而致的口舌生疮、目赤肿痛、小便短赤、惊惕不安

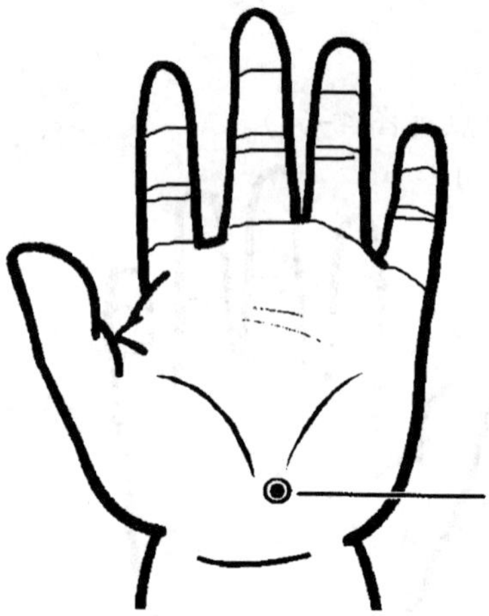

图 4-65　小天心

等症，还可以用于新生儿硬肿症、水肿、遗尿、痘疹欲出不透等症。掐、捣小天心多与掐老龙、掐人中、清肝经等合用，用于小儿惊风抽搐、烦躁、惊惕不安等症。

18. 运水入土

部位：手掌面，小指指尖至拇指指根，沿手掌边缘一条弧形曲线（图 4-66）。

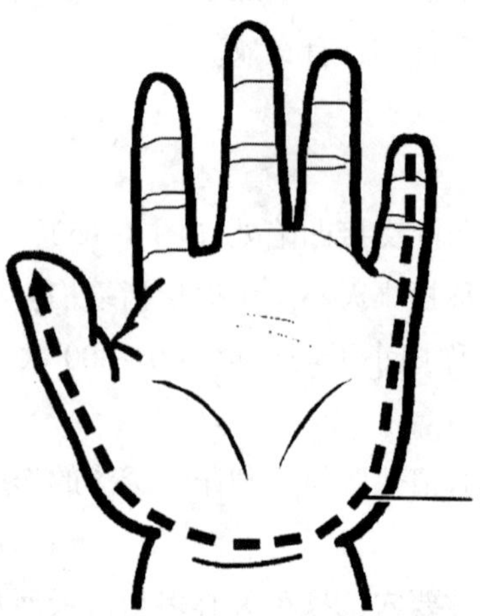

图 4-66　运水入土

手法：从小指指尖沿手掌边缘，经小天心运至拇指指根，称运水入土。运 100～300 次。

作用：健运脾胃、润燥通便。

应用：常用于久病、虚证，多与补脾经、运内八卦、推四横纹、捏脊等合用，用于小儿脾胃虚弱而致完谷不化、食欲不振、腹胀、疳积、便秘、泻痢等症。

19. 运土入水

部位：手掌面，拇指指尖至小指指根，沿手掌边缘一条弧形曲线（图 4-67）。

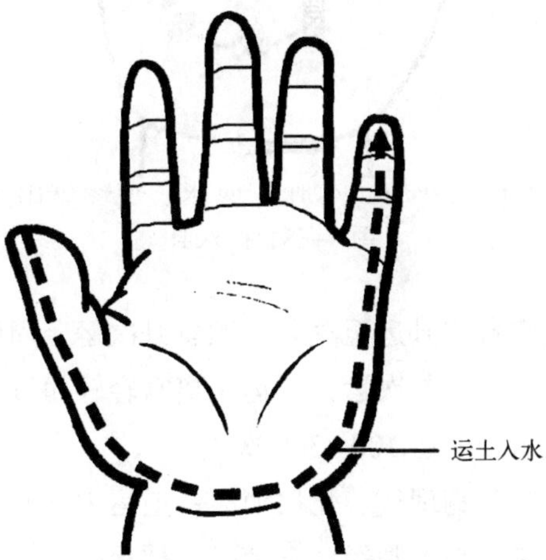

图 4-67　运土入水

手法：从小儿拇指指尖沿手掌边缘，经小天心运至小指指根，称运土入水。运 100～300 次。

作用：清脾胃湿热、利尿、止泻。

应用：常用于新病、实证，多与清脾胃、清大肠、清小肠等合用，用于因小儿湿热内蕴而见少腹胀满、小便赤涩、泄泻、痢疾等症。

20. 内八卦

部位：手掌面，以掌心为圆心，以圆心至中指指根横纹约 2/3 处为半径，画一圆周，八卦穴即在此圆周上。小天心之上为坎属北，中指指根下为离属南，小鱼际侧离至坎半圆的中点为兑属西，大鱼际侧离至坎半圆的中点为震属东，西南为坤，西北为乾，东北为艮，东南为巽（图 4-68）。

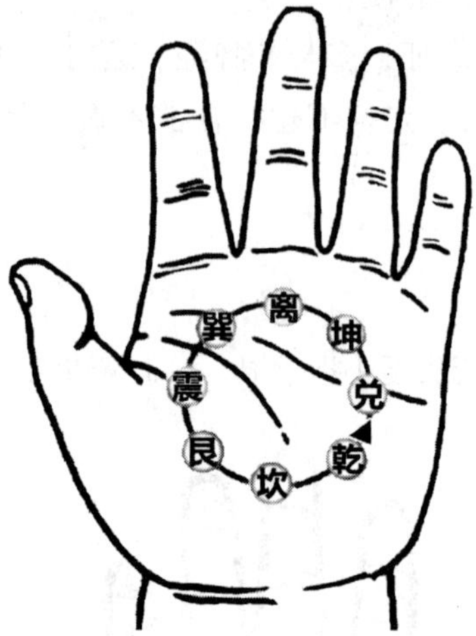

图 4-68　内八卦

手法：用拇指指腹自乾卦运至兑卦，顺着卦次运，周而复始，称顺运内八卦。从兑卦运至乾卦，逆着卦次运，再运至离宫轻轻而过，称逆运内八卦。如按部分运，称分运内八卦。运 100~300 次。

作用：顺运内八卦宽胸理气、化痰消滞；逆运内八卦降气平喘。

应用：顺运内八卦多与推脾经、推肺经、揉板门、揉中脘等合用，用于小儿乳食内伤、腹胀纳呆等症。逆运内八卦多与揉天突、推揉膻中、下推天柱骨、清肺平肝等合用，用于小儿咳嗽、痰喘、呕吐等症。

21. 外八卦

部位：手背外劳宫周围，与内八卦相对处（图 4-69）。

手法：用拇指指面顺时针运，称顺运外八卦。运 100~300 次。

作用：宽胸理气，通滞散结。

应用：运外八卦能通滞散结、宽胸理气，多与摩腹、推揉膻中等合用，用于小儿腹胀、胸膈满闷、大便秘结等症。

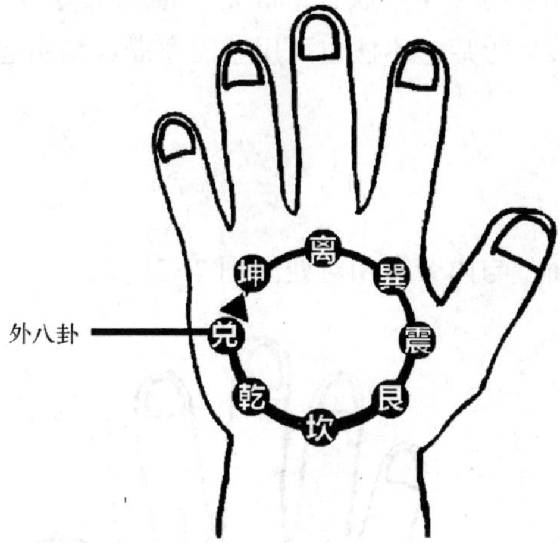

图 4-69　外八卦

22. 一窝风

部位：腕背横纹正中凹陷处（图 4-70）。

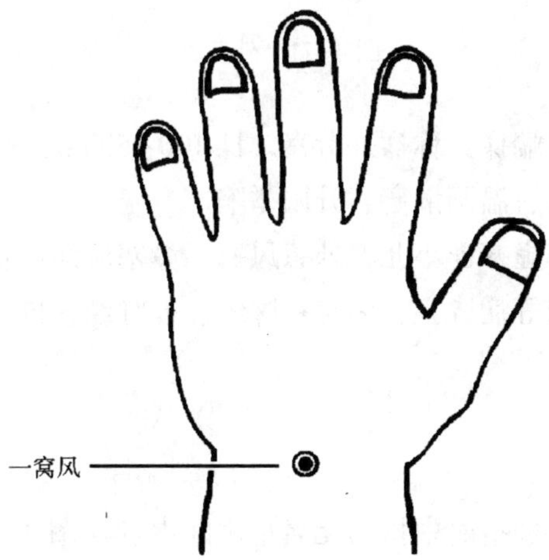

图 4-70　一窝风

手法：用中指或拇指指端揉，称揉一窝风。揉 100~500 次。

作用：温中行气、止痹痛、利关节、发散风寒。

应用：揉一窝风多与揉摩中脘、拿肚角、推三关等合用，用于小儿受寒、食积等原因引起的腹痛等症。本法也可用于因寒滞经络引起的小儿痹痛或风寒感冒等症。

23. 外劳宫

部位：手掌背面，与内劳宫相对处（图 7-71）。

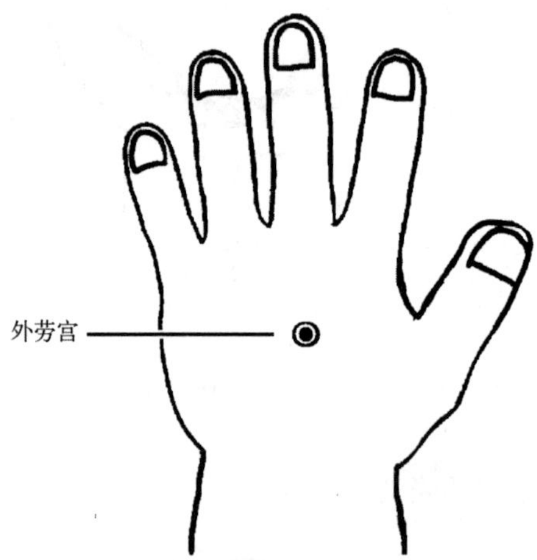

图 4-71　外劳宫

手法：用中指指端揉，称揉外劳宫。揉 100~500 次。

作用：发汗解表、温阳散寒、升阳举陷。

应用：用于一切虚寒证小儿，外感风寒、鼻塞流涕以及脏腑积寒、完谷不化、肠鸣腹泻、腹痛等症皆宜，多与补脾经、补肾经、推三关、揉丹田、黄蜂入洞等合用。

24. 内劳宫

部位：掌心内，屈指时中指与无名指之间中点（图 4-72）。

手法：用拇指或中指指端揉，称揉内劳宫。用拇指或中指指腹从小儿小指指根推运，经掌小横纹、小天心至内劳宫，称运内劳宫（水底捞明月）。揉 100~300 次，运 100~300 次。

作用：清热、除烦。

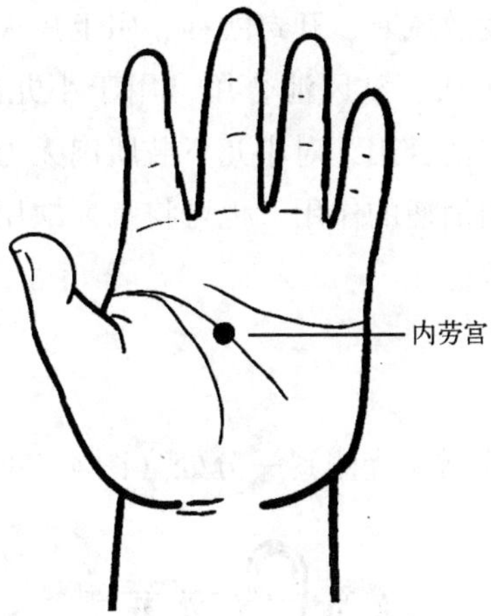

图 4-72　内劳宫

应用：揉内劳宫与清心经、清天河水、退六腑等合用，用于小儿心经有热而致发热、口舌生疮等症。运内劳宫能清虚热，对小儿心、肾两经虚热有良效。

25. 列缺

部位：手腕上 1.5 寸凹陷处（图 4-73）。

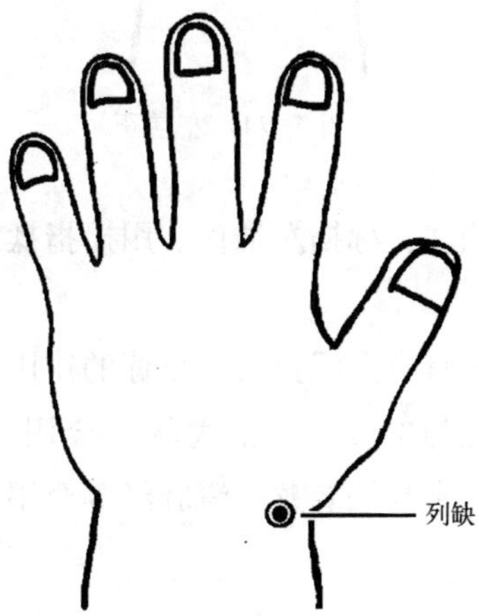

图 4-73　列缺

手法：用拇指、食指二指拿、揉，称拿、揉列缺。以拿法为主。拿、揉 5~30 次。

作用：发汗解表、发散风寒、开窍醒神、引上焦火下行。

应用：与头面四大手法、拿风池合用，用于小儿感冒高热无汗。与补脾经、推三关，掐、揉膊阳池合用，对小儿下肢肌肉无力及皮温低有良效，可以起到改善下肢冷凉及肌肉消瘦的作用。也可将拿列缺用于预防小儿感冒及对所伴随的喷嚏流涕、鼻塞等症。

26. 左端正

部位：中指指甲根外侧（桡侧）一分处（图 4-74）。

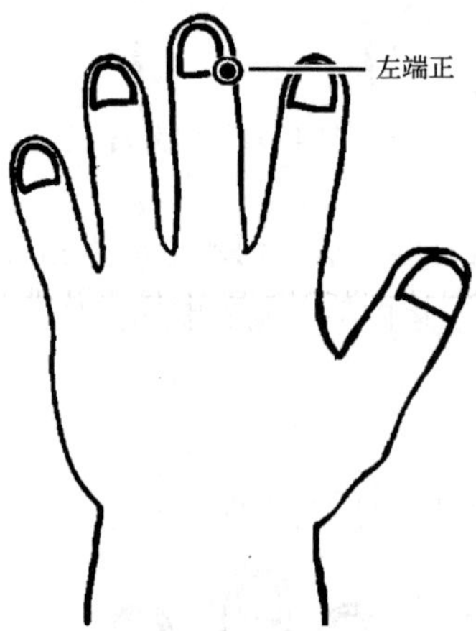

图 4-74　左端正

手法：用拇指指甲掐之，称掐左端正。用拇指揉之，称揉左端正。掐 3~6 次，揉 50~100 次。

作用：掐、揉左端正具有升阳止泻、止惊的作用。

应用：掐、揉左端正与推脾经、推大肠等合用，用于小儿水泻、痢疾等症。也可用于小儿惊风，常与掐老龙、清肝经等合用。

27. 右端正

部位：中指指甲根内侧（尺侧）一分处（图 4-75）。

手法：用拇指指甲掐之，称掐右端正。用拇指揉之，称揉右端正。掐 3~6 次，揉 50~100 次。

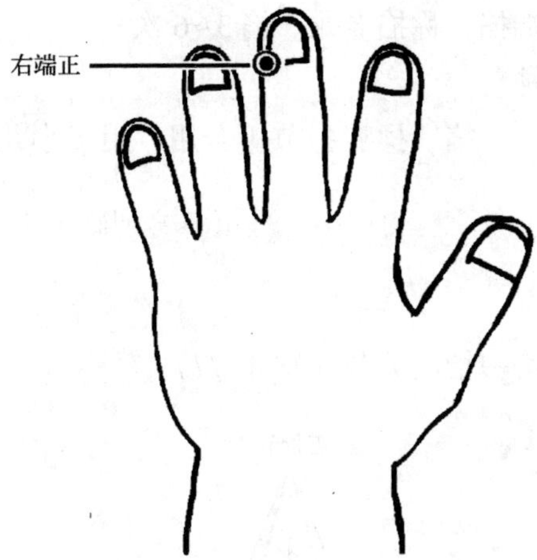

图 4-75　右端正

作用：降逆止呕、止惊。

应用：用于小儿胃气上逆而致的恶心呕吐等症，掐、揉右端正常与推脾经、运内八卦等合用。也可用于小儿惊风，常与掐老龙、清肝经、掐揉五指节等合用。

28. 老龙

部位：中指背，距指甲根中点一分处（图 4-76）。

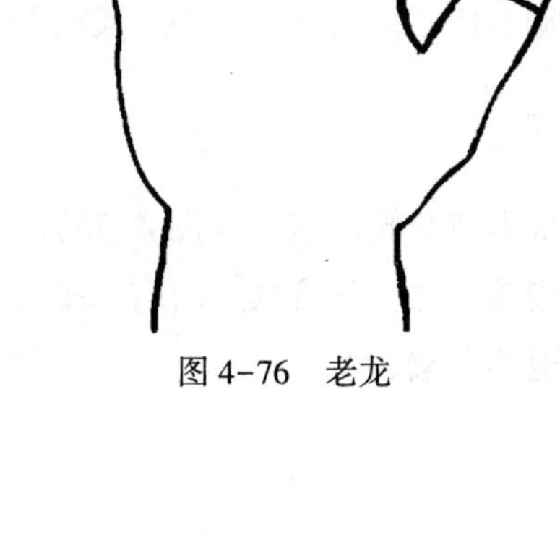

图 4-76　老龙

手法：用拇指指端掐，称掐老龙。掐 3~6 次。

作用：开窍、醒神。

应用：多与掐人中，掐、揉五指节等合用，用于小儿急惊风、昏迷不醒、高热抽搐等症。

29. 五指节

部位：掌背五指第一指间关节（图 4–77）。

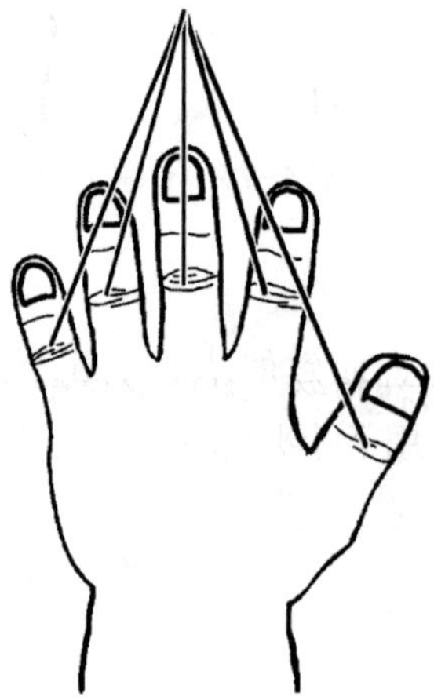

图 4–77　五指节

手法：用拇指指端掐后继揉，称掐、揉五指节；用拇指指面揉，称揉五指节。各掐、揉 3~6 次，揉 30~60 次。

作用：掐、揉五指节具有安神镇静、祛风痰、通关窍的作用。

应用：小儿惊惕不安，惊风等症，常用掐、揉五指节与清肝经、掐老龙等合用；胸闷、咳嗽、痰喘等症，多与运内八卦、揉膻中等合用。

30. 二扇门

部位：掌背，中指根本节两侧凹陷处（图 4–78）。

手法：以食、中指指端按揉，称按揉二扇门。按揉 100~500 次。

作用：发汗透表、退热平喘。

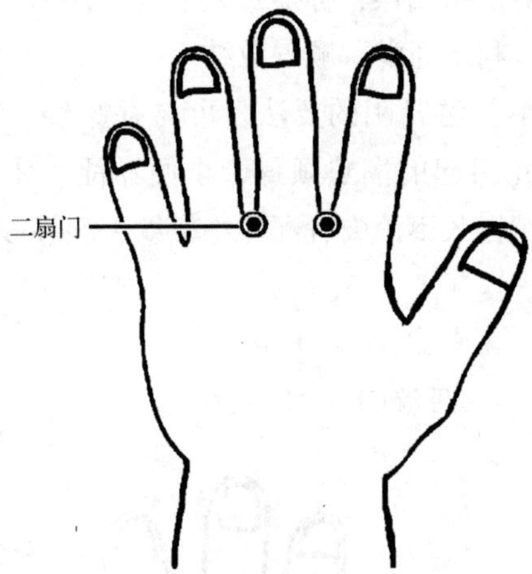

图 4-78　二扇门

应用：小儿外感风寒、身热无汗等。揉二扇门多与开天门、推坎宫、运太阳等合用，是发汗效穴。与补脾经、补肾经等配合，用于小儿体虚外感等症。

31. 二马（二人上马）

部位：手背第 4、5 掌指关节后方凹陷处（图 4-79）。

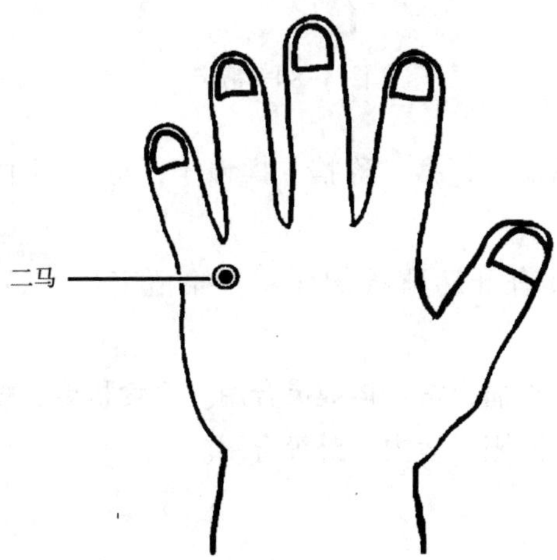

图 4-79　二马

手法：用拇指或中指指端揉，称揉二人上马。揉 100~500 次。

作用：滋阴补肾、利水通淋、顺气散结。

应用：揉二马为小儿滋肾阴的要法。可与补脾经、补肾经、补肺经等合用，用于小儿阴虚阳亢引起的潮热烦躁、小便赤涩、牙痛等症。体质虚弱小儿，肺部感染有干性啰音久不消失者配揉小横纹；湿性啰音配揉掌小横纹。

32. 精宁

部位：手背第 4、5 掌骨缝间（图 4-80）。

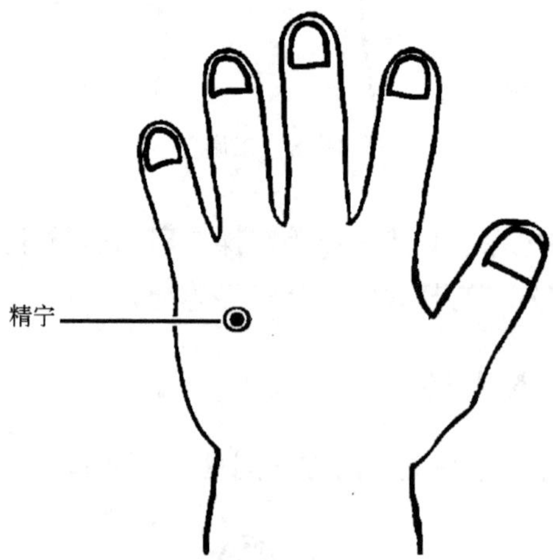

图 4-80 精宁

手法：用拇指指端掐、揉，称掐、揉精宁，也可用中指指端揉，称揉精宁。掐、揉 5~30 次。

作用：掐精宁具有开窍醒神的作用，揉精宁具有行气、化痰、消积的作用。

应用：小儿惊风抽搐，常与掐威灵合用。痰食积聚、痰喘等症，常用揉精宁配合推四横纹、合阴阳、运内八卦等合用。

33. 威灵

部位：手背第 2、3 掌骨缝间（图 4-81）。

手法：用拇指指端掐、揉，称掐、揉威灵。掐、揉 5~30 次。

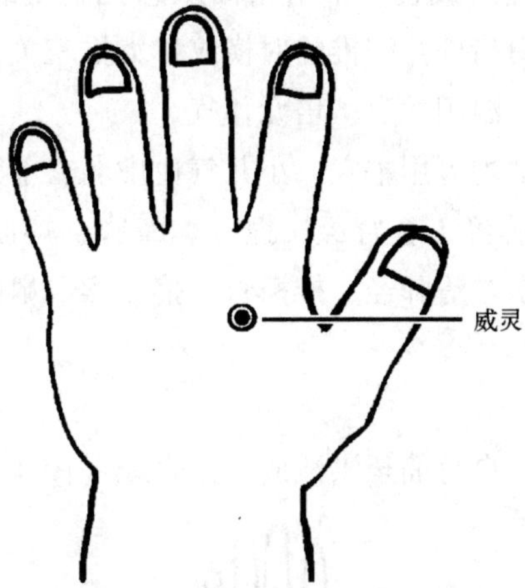

图 4-81　威灵

作用：开窍、醒神、止惊。

应用：用于小儿惊风抽搐、昏迷不醒等症。

34. 三关

部位：前臂桡侧，腕横纹至肘横纹成一直线（图 4-82）。

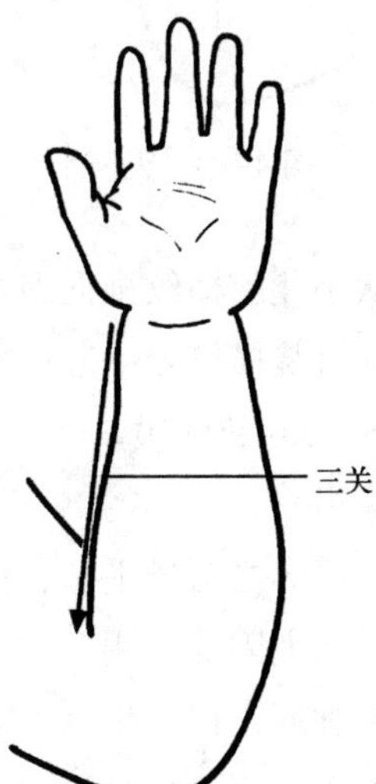

图 4-82　三关

手法：用拇指外侧缘或食、中指指面从患儿腕横纹推至肘横纹，称推三关。屈小儿拇指，自拇指外侧端推向肘横纹称大推三关。推 100~500 次。

作用：发汗解表、温阳散寒、培元益气。

应用：一切虚寒证均可用本穴。小儿气血虚弱、下元虚冷、命门火衰、食欲不振等症，多与补脾经、补肾经、捏脊、摩腹、揉脐等合用。小儿风寒感冒、疹出不透等症，多与清肺经、推攒竹、掐、揉二扇门、揉一窝风等合用。

35. 天河水

部位：前臂正中，自总筋至洪池成一条直线（图 4-83）。

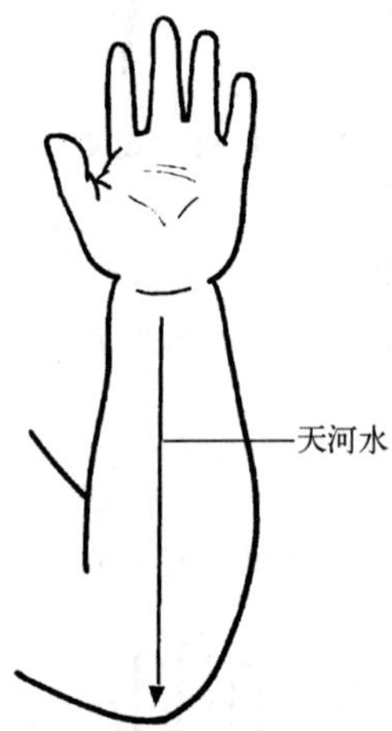

图 4-83　天河水

手法：用食、中指指面从小儿腕横纹推向肘横纹，称推天河水，又称清天河水。用食、中指指面蘸凉水自腕横纹处一起一落弹打至肘横纹处，同时用口吹气随之，称打马过天河。推 100~500 次。

作用：清热解表、泻火除烦。

应用：清天河水性微凉，清热之力较平和，能清热解表、泻热除烦。常用清天河水与开天门、推坎宫、运太阳等合用，用于小儿外感风热所致发热、头痛、咽痛等症。用于小儿目赤肿痛、口舌生疮、五心烦热、咽干口燥等症，多与清肝经、退六腑、揉小天心等合用。打马过天河清热之力大于清天河水，常用于小儿实热、高热等症。

36. 六腑

部位：前臂尺侧，腕横纹至肘横纹成一条直线（图 4-84）。

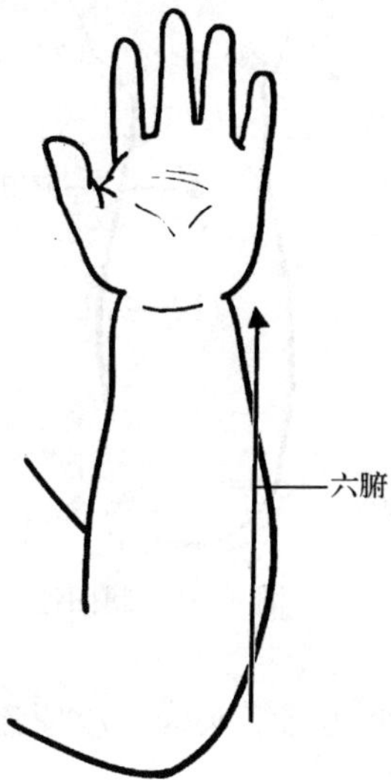

图 4-84　六腑

手法：以拇指或食、中指指面从小儿肘横纹推至腕横纹，称退六腑。推 100~500 次。

作用：清脏腑热、凉血、解毒。

应用：本穴性寒凉，能清热、解毒、凉血，用于小儿脏腑郁热、壮热烦渴、痄腮、肿毒等一切实热证。也可与补肺经合用，用于小儿汗证。

37. 膊阳池

部位：手背腕横纹上 3 寸处，尺桡骨缝间（图 4-85）。

手法：用拇指指端揉之，称揉膊阳池。用拇指指端掐之，称掐膊阳池。揉 100~500 次，掐 3~6 次。

作用：通大便、利小便、止头痛。

应用：对于小儿大便秘结，揉之有良效，多与运内八卦、清大肠、下推七

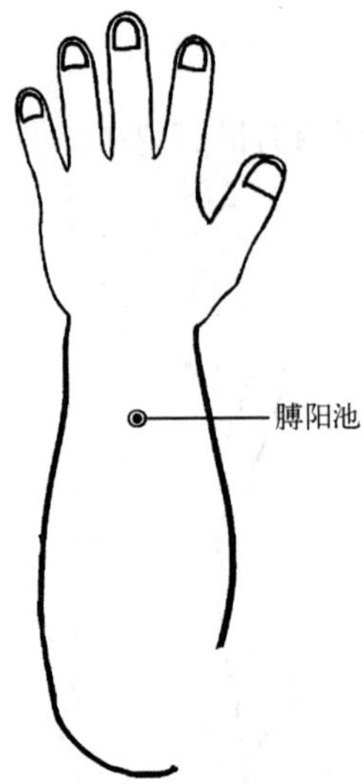

图 4-85　膊阳池

节骨合用。掐膊阳池用于小儿感冒头痛、小便赤涩，多与其他解表、止头痛、利尿的穴位合用。

第 6 节　下肢部穴位

下肢部特定穴位多居膝盖以下，其中箕门、血海、足三里、三阴交、涌泉等 10 个穴位是必须重点掌握的。

1. 箕门

部位：在大腿内侧，膝盖上缘至腹股沟成一直线（图 4-86）。

手法：用食指、中指二指指面从膝盖内侧上缘推至腹股沟，称推箕门。也可用汤勺边缘从下往上刮，称刮箕门。推 100~300 次，刮至肌肤轻度淤血或微红为度。

作用：清热、祛湿、利尿。

应用：多与揉丹田、揉三阴交合用，具有较好的利尿作用，用于小儿尿闭。与清小肠搭配，用于小儿小便赤涩不利。与清天河、清大肠、下推天柱骨

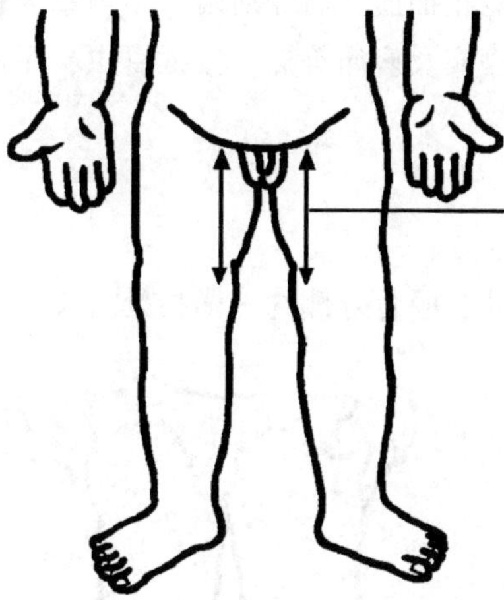

图 4-86　箕门

合用，对于小儿湿疹等疹症有良效。

2. 血海（百虫）

部位：在膝上内侧高起肌肉丰厚处（图 4-87）。

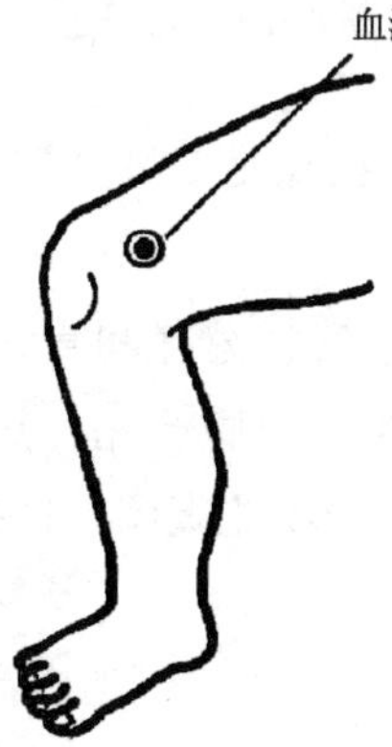

图 4-87　血海

手法：用拇指和食指、中指二指相对提拿，称拿百虫。用拇指指端按揉，称按揉百虫。拿 3~6 次，按揉 10~30 次。

作用：平肝息风，止抽搐，通经活络。

应用：拿、按揉百虫能止抽搐、通经活络，多与拿委中、按揉足三里、阳陵泉合用，用于小儿下肢瘫痪及痹痛等症。按揉百虫，手法刺激较重，一般用于小儿惊风抽搐。

3. 足三里

部位：在外膝眼下 3 寸，胫骨外侧约一横指处（图 4-88）。

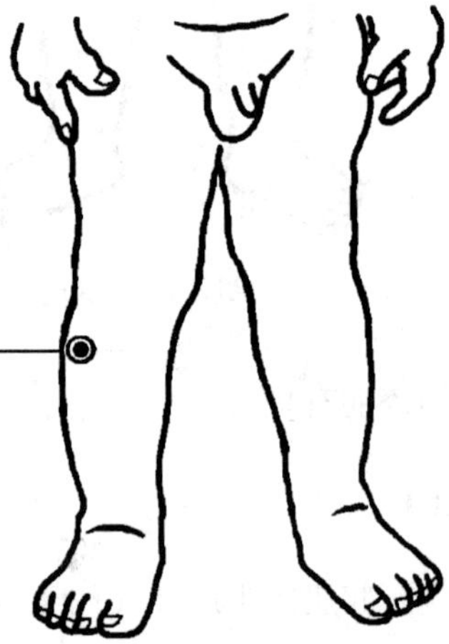

图 4-88　足三里

手法：用拇指指端按揉，称按揉足三里。按揉 60~120 次。

作用：强身健体、健脾和胃。

应用：按揉足三里能调理中气、健脾和胃，经常用于各种小儿消化道疾患。多与推天柱骨、分推腹阴阳、摩腹合用，用于小儿呕吐。多与上推七节骨、补大肠、揉龟尾等合用，用于小儿腹泻。按揉足三里与摩腹、捏脊常作为小儿调理组合穴。

4. 丰隆

部位：在外踝上 8 寸，胫骨前缘旁开两横指处（图 4-89）。

手法：用拇指指端或中指指端按揉，称按揉丰隆。按揉 30~60 次。

作用：化痰平喘。

应用：揉丰隆可以和胃气、化痰湿，多与擦揉膻中、运内八卦、揉小横纹

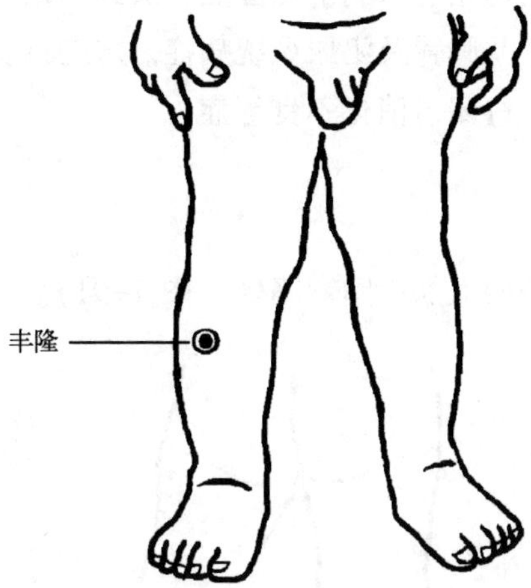

图 4-89　丰隆

等合用，用于小儿咳嗽气喘、痰涎壅盛等症。

5. 三阴交

部位：小腿内侧缘，内踝上 3 寸，胫骨内侧面后缘（图 4-90）。

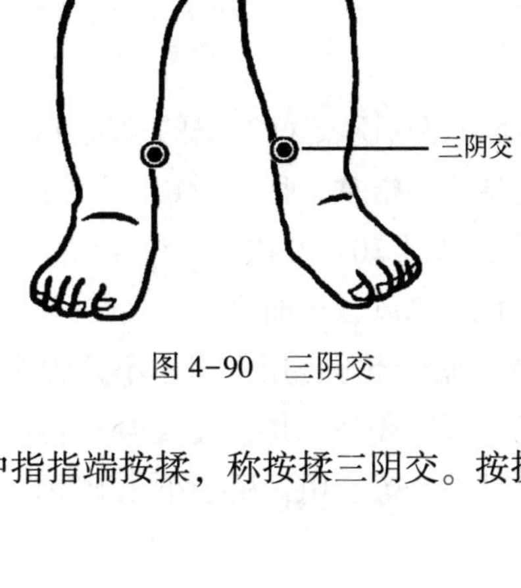

图 4-90　三阴交

手法：用拇指或中指指端按揉，称按揉三阴交。按揉 30～60 次。

作用：健脾胃、助运化、清利下焦湿热、通经活络。

应用：主要用于小儿脾胃及泌尿系统病症。多与推箕门、揉丹田、捏脊等合用，用于小儿遗尿、癃闭、消化不良等症。

6. 委中

部位：腘窝中央，两大筋中间窝陷处（图 4-91）。

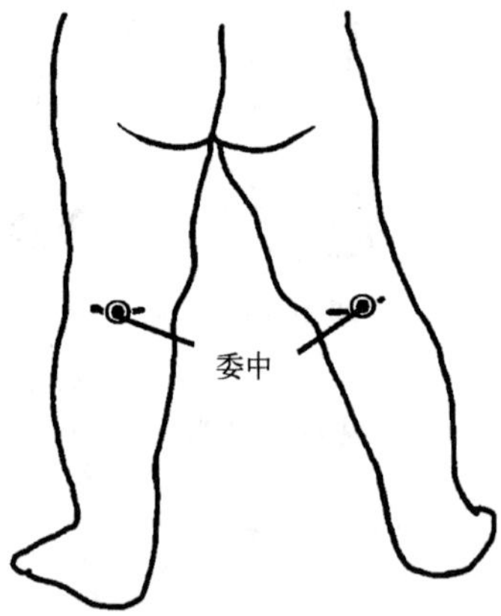

图 4-91　委中

手法：用双拇指与食指、中指二指拿腘窝中筋腱，称拿委中。拿 3~6 次。

作用：息风止痉、止抽搐，疏通经络。

应用：拿委中可以通经络、止抽搐。多与揉膝眼、揉承山、掐揉五指节、清肝经等合用，用于小儿下肢痿软无力、四肢抽搐等症。

7. 承山（鱼肚）

部位：小腿肚，腓肠肌两肌腹之间凹陷的顶端（图 4-92）。

手法：用拇指、食指、中指拿，称拿承山。用拇指指端或中指指端按揉，称按揉承山。拿 3~6 次，按揉 30~60 次。

作用：通经活络，止痉息风、止抽搐。

应用：多与拿委中、清肝经等合用，用于小儿惊风抽搐、下肢痿软无力、腿抽筋等症。与清大肠、揉膊阳池、揉龟尾等合用，用于小儿大便干结不通。与揉外劳宫、补大肠、补脾经等合用，用于小儿泄泻。

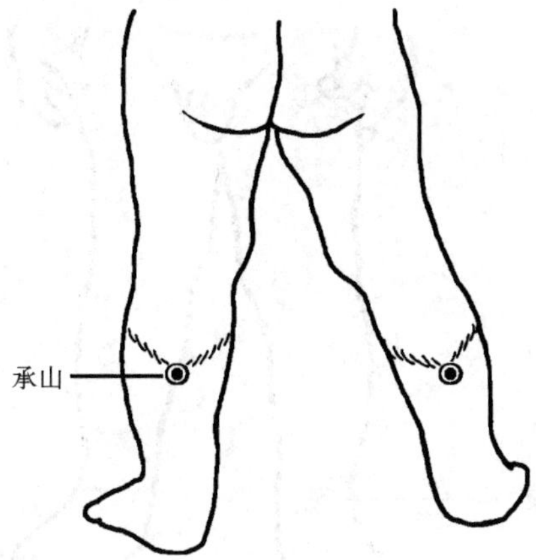

图 4-92　承山

8. 太溪

部位：在脚踝内侧，内踝尖与跟腱之间中点凹陷处（图 4-93）。

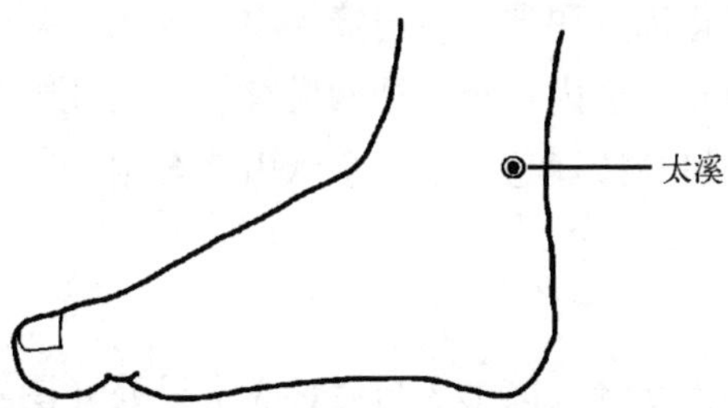

图 4-93　太溪

手法：用拇指指端按揉，称按揉太溪。按揉 60~120 次。

作用：滋阴、益肾、强腰脊。

应用：多与补肾经、揉二马等合用，用于小儿肾阴不足引起便秘、咳嗽等虚热症。与捏脊疗法、按揉夹脊穴、揉法、扣法等合用，用于小儿腰脊无力、扭转不利等症。

9. 解溪

部位：踝关节前横纹中点，两大筋之间凹陷处（图 4-94）。

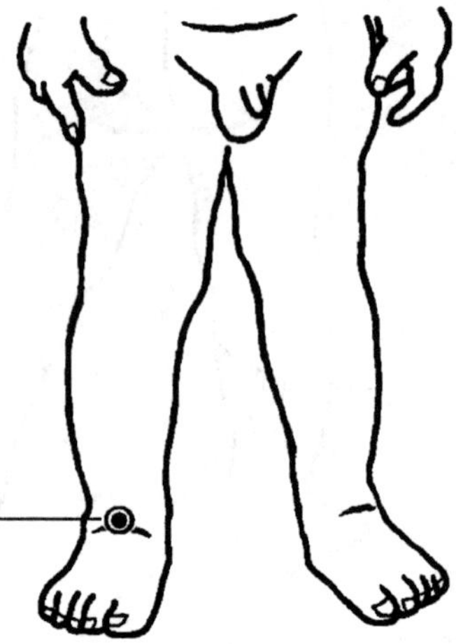

图 4-94　解溪

手法：用拇指指端掐或揉，称掐、揉解溪。掐 3~6 次，揉 30~60 次。

作用：止吐、止泻、解痉、矫正畸形。

应用：掐解溪可止惊、醒神，多与掐人中、老龙、总筋合用。揉解溪可止吐、止泻，常与补脾经、运内八卦、揉四横纹、天柱骨等合用。解溪穴还可用于小儿脚部畸形，一般与按揉足三里、拿承山等合用。

10. 涌泉

部位：在足掌心人字缝，前 1/3 与后 2/3 交界处（图 4-95）。

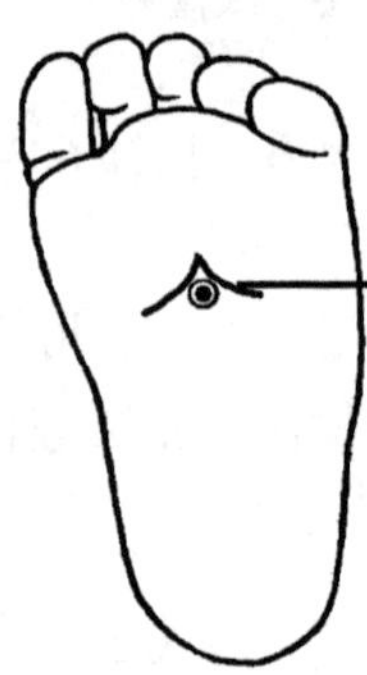

图 4-95　涌泉

手法：用双拇指交替从本穴向足尖方向推，称推涌泉。用拇指指端按揉，称按揉涌泉。推 100~300 次，按揉 30~60 次。

作用：退热、滋阴、止吐泻、引火归元。

应用：推涌泉能退热、引火归元。多与揉二扇门、运内劳宫、揉总筋合用，用于小儿烦躁不安、夜啼等症。也可用于小儿实热证，多搭配退六腑、清天河水使用。按揉涌泉能治吐泻，左揉止吐，右揉止泻。

本章小结

小儿推拿特定穴位是学习的重点内容，本章学习了头面颈部穴位 15 个，胸腹部穴位 13 个，背腰部穴位 13 个，上肢穴位 37 个，下肢穴位 10 个。穴位分布以上肢，特别是双手居多。

特定穴有特定的名称、位置和作用，在临床应用中也有其特殊的操作手法。

一般点状穴位多以揉法、掐法、捣法操作；线状穴位多以推法、捏法操作；面状穴位则多用摩法操作。

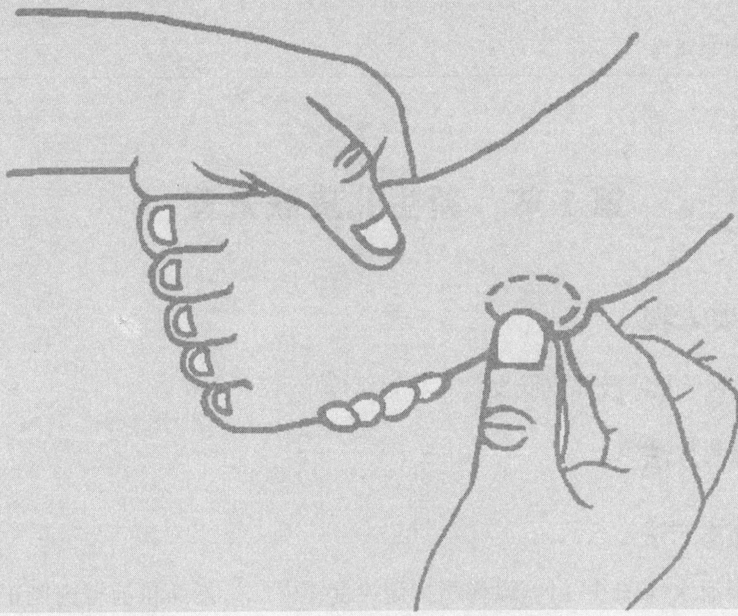

第 5 章

小儿推拿调理之一

学习目的

本章为小儿推拿在实际中的应用，要求熟悉小儿常见不适状态的主要表现；掌握小儿常见不适状态的调理方法；了解小儿常见不适状态的预防调护。

第 1 节　新生儿皮肤发黄

1. 主要表现

面目、躯干及四肢部皮肤发黄。

2. 调理方法

(1) 基本方法

① 清天河水（图 5-1）：以拇指指面或食、中二指指面自前臂内侧正中由腕横纹向肘横纹方向直推 300 次。

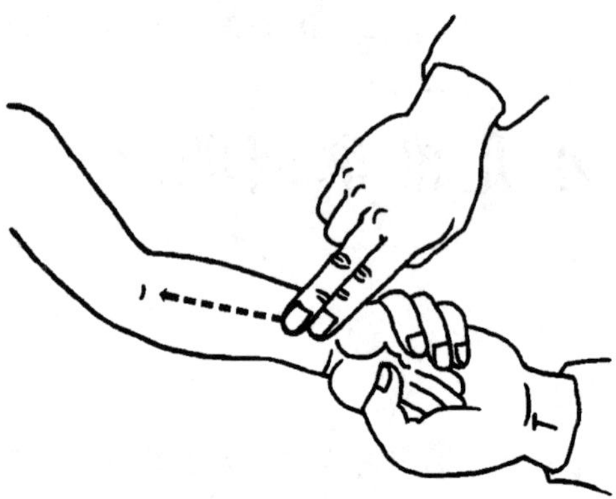

图 5-1　清天河水

② 退六腑（图 5-2）：用食、中指指面自前臂尺侧由肘横纹向腕横纹方向直推 200 次。

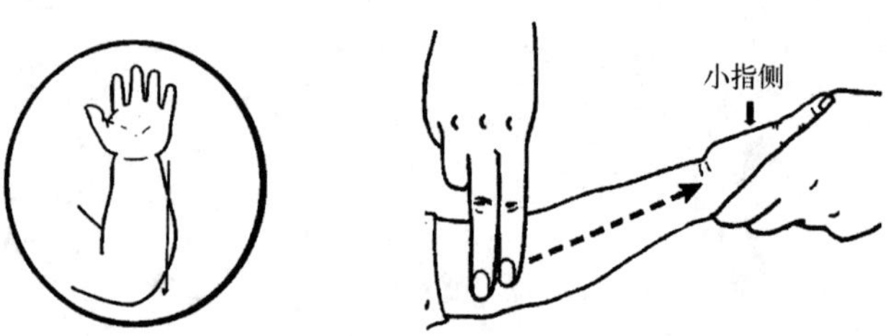

图 5-2　退六腑

③逆运内八卦（图 5-3）：用拇指指端在掌心周围自兑卦起至乾卦止，以逆时针方向环形推运 300 次。

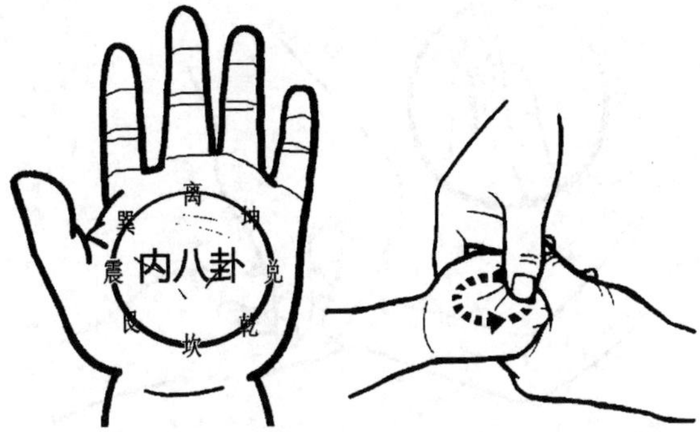

图 5-3　逆运内八卦

④清肝经（图 5-4）：用食、中二指的指面从食指指根向指端方向直推 300 次。

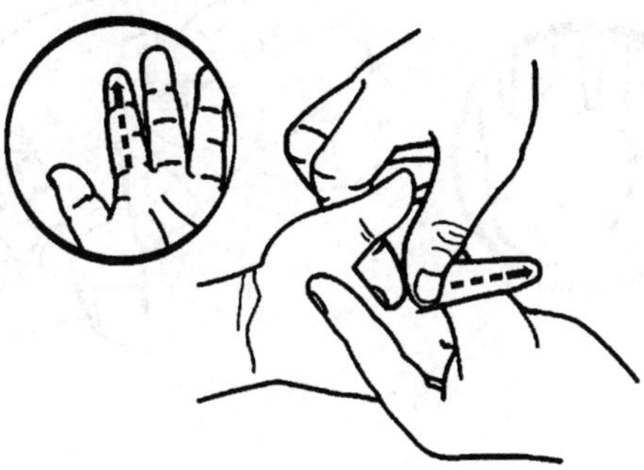

图 5-4　清肝经

⑤补脾经（图 5-5）：循拇指外侧缘从指端向指根方向直推 300 次。

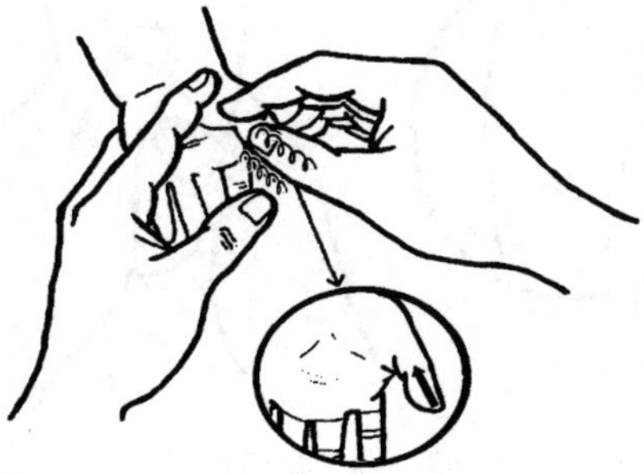

图 5-5　补脾经

⑥清小肠（图 5-6）：用食、中二指的指面从小指尺侧缘指根处向指端方向直推 500 次。

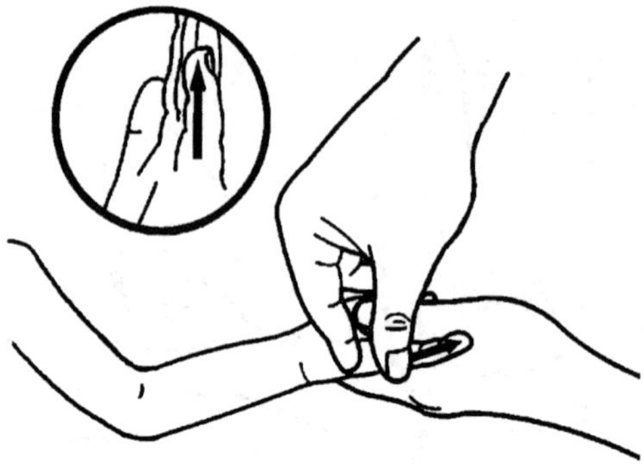

图 5-6 清小肠

⑦揉板门（图 5-7）：用拇指指端揉手掌大鱼际面 300 次。

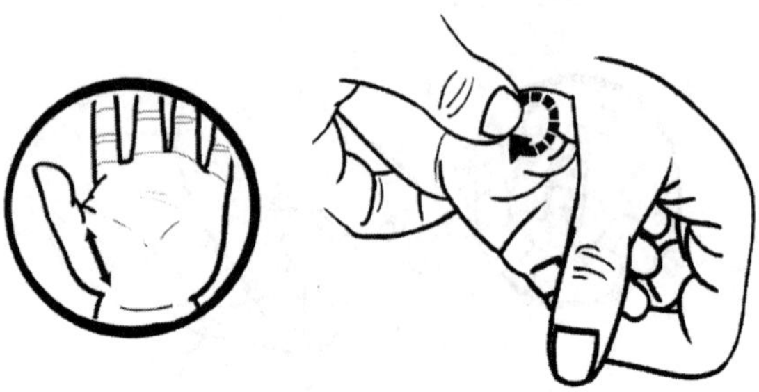

图 5-7 揉板门

⑧揉涌泉（图 5-8）：用拇指指端在足底面前中 1/3 交界处揉动 200 次。

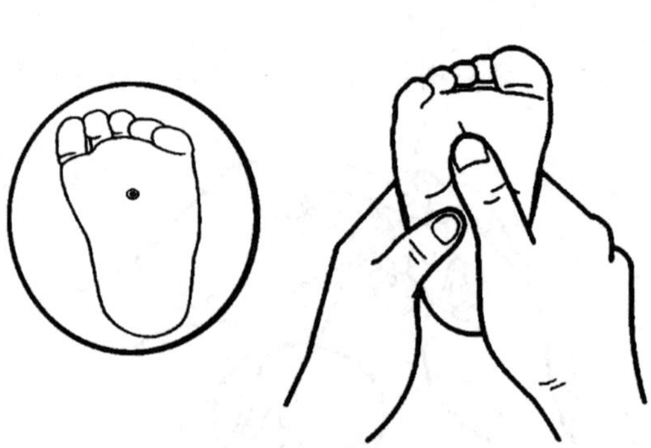

图 5-8 揉涌泉

（2）随症加减

①小儿面目皮肤发黄，色泽鲜明如橘皮，烦躁，口干口渴，大便偏干，小便深黄，加清肺经 200 次（图 5-9），清胃经 300 次（图 5-10）。

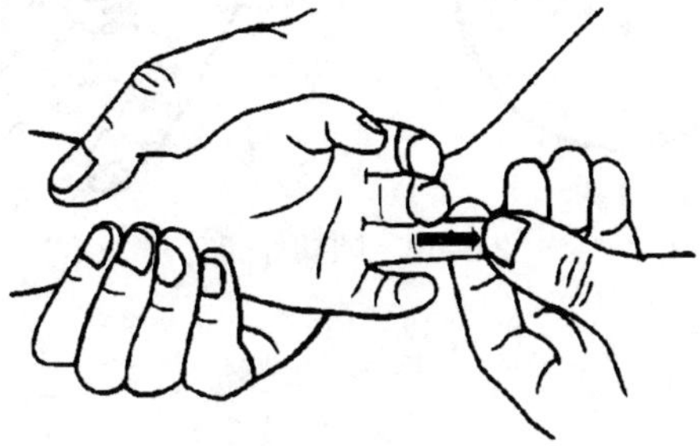

图 5-9　清肺经

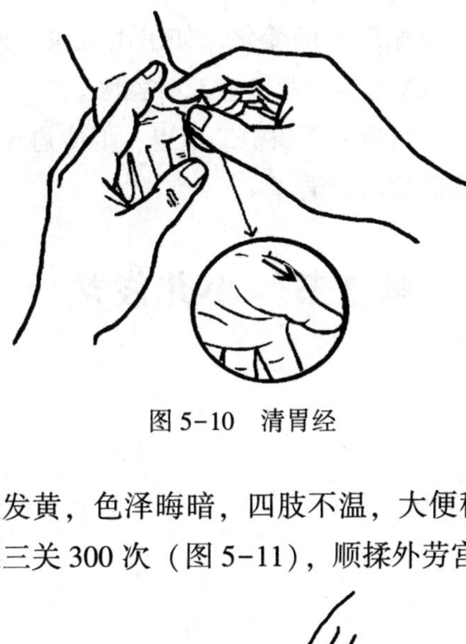

图 5-10　清胃经

②小儿面目皮肤发黄，色泽晦暗，四肢不温，大便稀烂不成形、色灰白，小便少而淡黄，加推三关 300 次（图 5-11），顺揉外劳宫 200 次（图 5-12）。

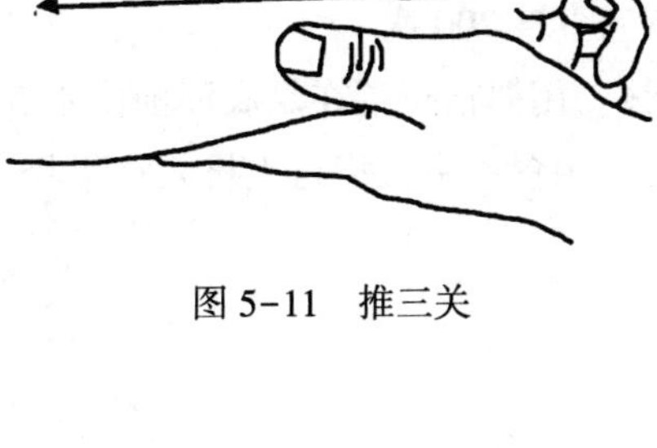

图 5-11　推三关

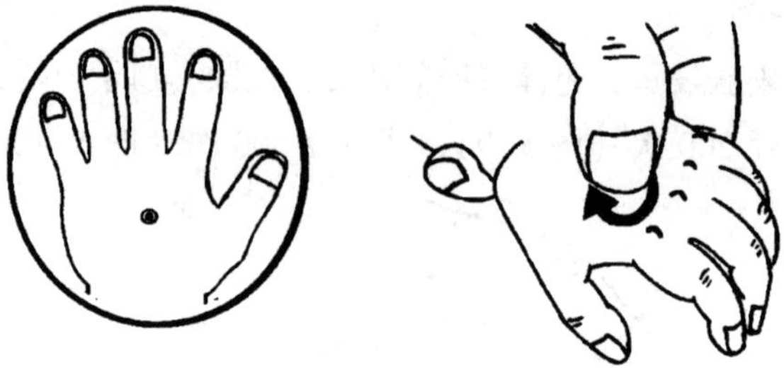

图 5-12　顺揉外劳宫

3. 预防调护

（1）本法不适用于新生儿急性溶血性黄疸。

（2）密切关注小儿皮肤颜色的变化，如果出现黄疸颜色加深，或伴有精神不佳、嗜睡、进食少、烦躁等症状，应及时就医。

（3）平时多晒太阳，可有助于黄疸的消退，但应避免阳光直射到眼睛。

（4）保持大便通畅和皮肤清洁。

第 2 节　小儿发热

1. 主要表现

发热，体温异常升高。

2. 调理方法

（1）基本方法

①清天河水（图 5-1）：以拇指桡侧缘或食、中二指螺纹面自前臂内侧正中由腕横纹向肘横纹方向直推 200 次。

②揉涌泉（图 5-8）：用拇指指端在足底面前中 1/3 交界处揉动 200 次。

③推脊（图 5-13）：用食、中二指自大椎穴往下推至龟尾处 50 次。

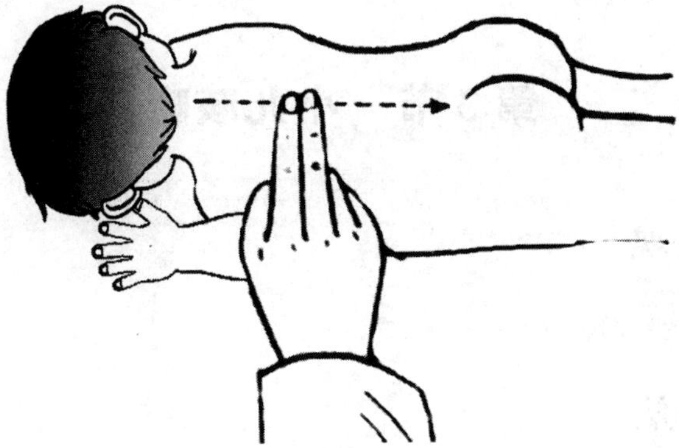

图 5-13　推脊

（2）随症加减

①小儿发热，怕冷，无汗，头身疼痛，流涕，打喷嚏，口不渴，加推三关 200 次（图 5-11），顺揉一窝风 200 次（图 5-14）。

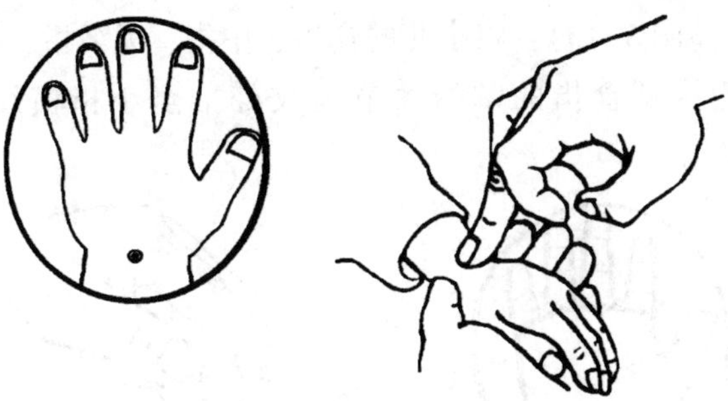

图 5-14　顺揉一窝风

②小儿发热，汗出，流黄鼻涕，口渴咽干，加退六腑 200 次（图 5-2），清肺经 200 次（图 5-9）。

3. 预防调护

（1）发热期间，不宜多穿，不要用捂汗的方法帮孩子退热。

（2）高热并出现抽搐、呼吸困难、神志不清等，需立即去医院诊治。

（3）鼓励孩子多喝水，饮食以清淡为主。

（4）保证大便通畅。

第 3 节　小儿咳嗽

1. 主要表现

以咳嗽为主要表现。

2. 调理方法

（1）基本方法

①逆运内八卦（图 5–3）：用拇指指端在掌心周围自兑卦起至乾卦止，以逆时针方向环形推运 300 次。

②清肺经（图 5–9）：用食、中二指的指面从无名指指根向指端方向直推 200 次。

③推小横纹（图 5–15）：将小儿的食指、中指、无名指、小指并拢，操作者用拇指的桡侧缘从食指的掌指关节横纹处推至小指横纹处，来回推动 200 次。

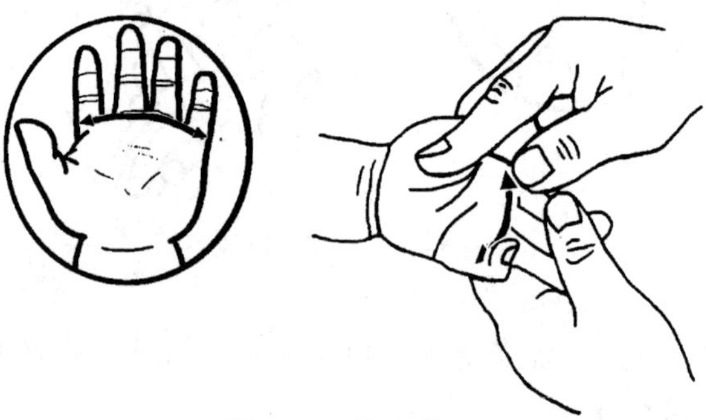

图 5–15　推小横纹

④揉二马（图 5–16）：用拇指指端揉手背无名指及小指掌指关节后凹陷处 200 次。

⑤揉掌小横纹（图 5–17）：用拇指指端在手掌面小指指根下尺侧掌纹头处揉动 200 次。

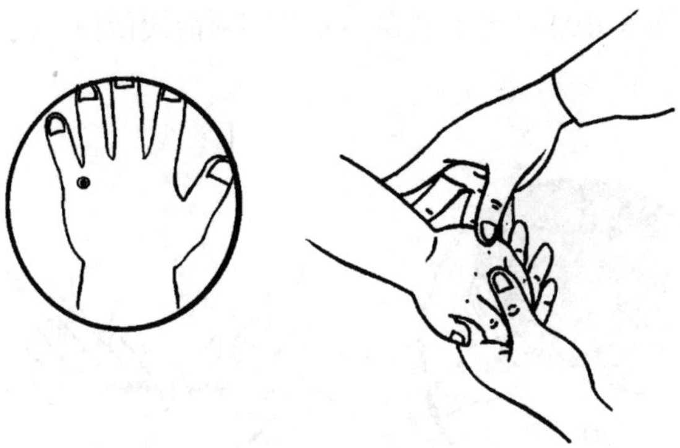

图 5-16　揉二马

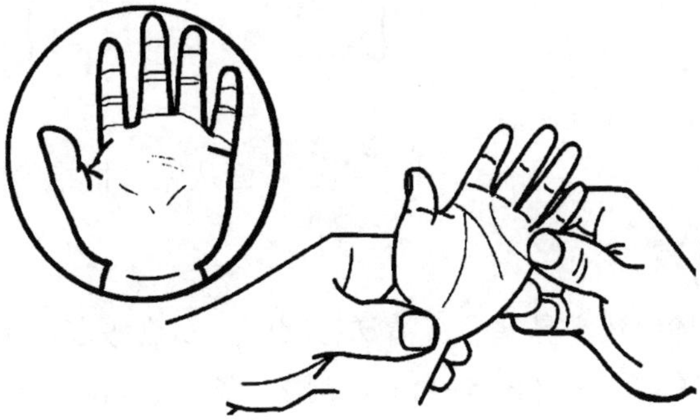

图 5-17　揉掌小横纹

⑥擦膻中（图 5-18）：用手掌在胸部两乳头连线的中点处来回快速地做直线摩擦，擦至局部发热即可。

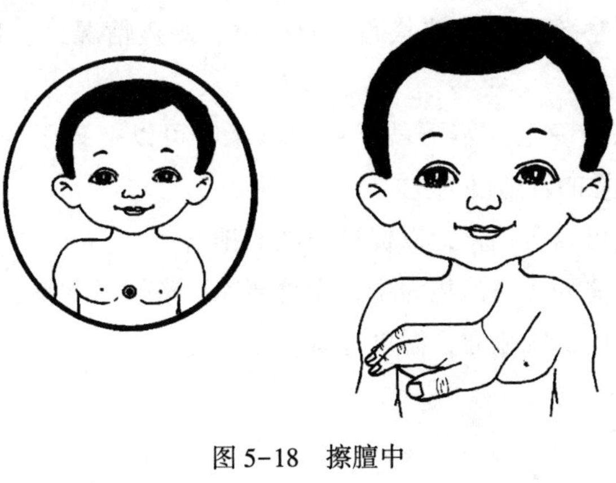

图 5-18　擦膻中

⑦擦肺俞（图 5-19）：用手掌在小儿背部肺俞穴做快速的往返摩擦，擦至局部发热即可。

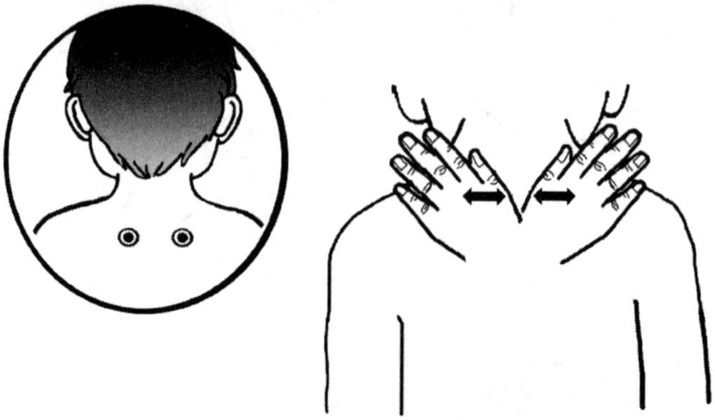

图 5-19 擦肺俞

（2）随症加减

①小儿咳清稀白痰，鼻塞、流清涕，咽痒，发热恶寒，无汗，手脚冰凉，头身痛，加推三关 200 次（图 5-11），顺揉一窝风 200 次（图 5-14）。

②小儿咳黄色黏痰，咯吐不畅，鼻流浊涕，咽干咽痛，发热恶风，微汗出，加清天河水 200 次（图 5-1），清肝经 200 次（图 5-4）。

3. 预防调护

（1）注意观察孩子的精神状态以及咳嗽、咳痰情况，一旦病情加重，应及时就医。

（2）如果孩子晚上一躺下就不停地咳嗽，可以把孩子的上半身稍垫高，以不影响孩子睡觉的舒适度为主。

（3）痰多时可以多拍背，以促进痰液的排出。

（4）饮食以清淡、易消化为主，少食寒凉、辛辣、滋腻之品。

（5）保持室内空气流通，温度适宜。

第 4 节　小儿扁桃体肿大

1. 主要表现

咽喉部扁桃体肿大或红肿疼痛，严重者化脓溃烂。

2. 调理方法

(1) 基本方法

①清天河水（图 5-1）：以拇指桡侧缘或食、中二指螺纹面自前臂内侧正中由腕横纹向肘横纹方向直推 200 次。

②退六腑（图 5-2）：用食、中、无名指指面自前臂尺侧由肘横纹向腕横纹方向直推 200 次。

③清肝经（图 5-4）：用食、中二指的指面从食指指根向指端方向直推 200 次。

④清肺经（图 5-9）：用食、中二指的指面从无名指指根向指端方向直推 200 次。

⑤揉二马（图 5-16）：用拇指指端揉手背无名指及小指掌指关节后凹陷处 200 次。

⑥掐少商（图 5-20）：用指甲掐拇指末端桡侧指甲根角侧上方 0.1 寸处 10 次。

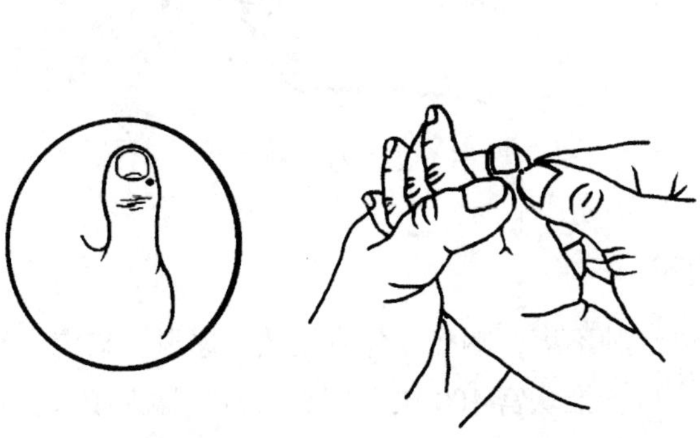

图 5-20　掐少商

⑦揉合谷（图 5-21）：用拇指指端在手背第 1、2 掌骨间，第二掌骨桡侧中点处揉动 100 次。

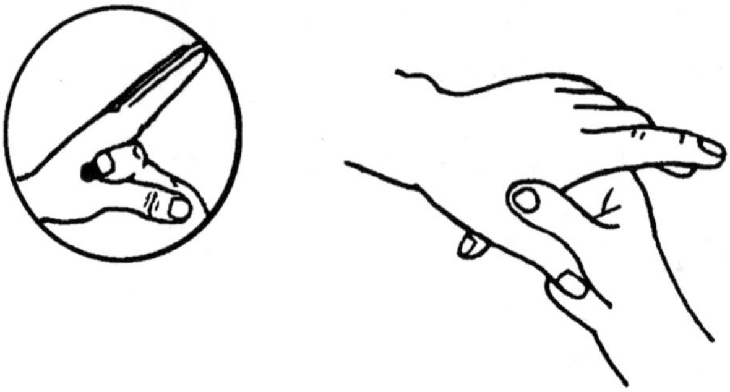

图 5-21　揉合谷

⑧推天柱骨（图 5-22）：用拇指桡侧缘或食、中二指螺纹面，从颈后发际正中向下直推至大椎 200 次。

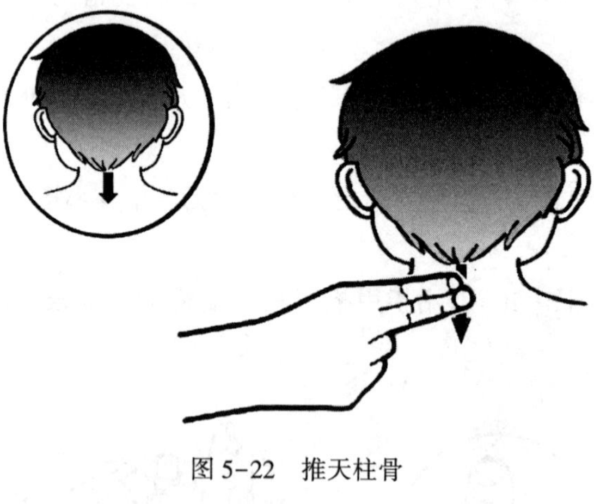

图 5-22　推天柱骨

（2）随症加减

①小儿扁桃体红肿不堪，咽痛，伴有发热，恶风，口渴，微汗出，加开天门 100 次（图 5-23），推坎宫 100 次（图 5-24），揉太阳（太阴）100 次（图 5-25），揉耳后高骨 100 次（图 5-26）。

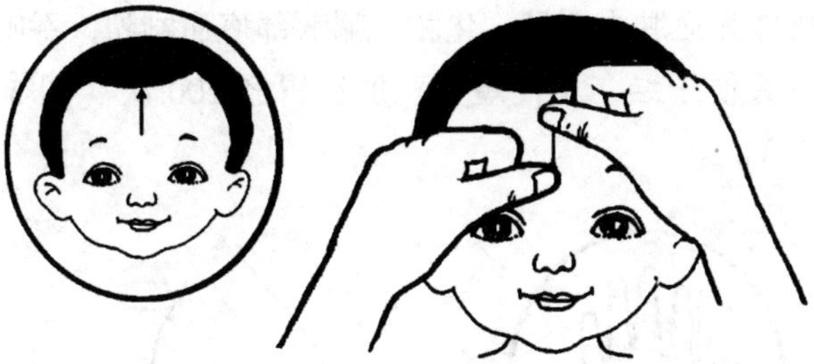

图 5-23　开天门

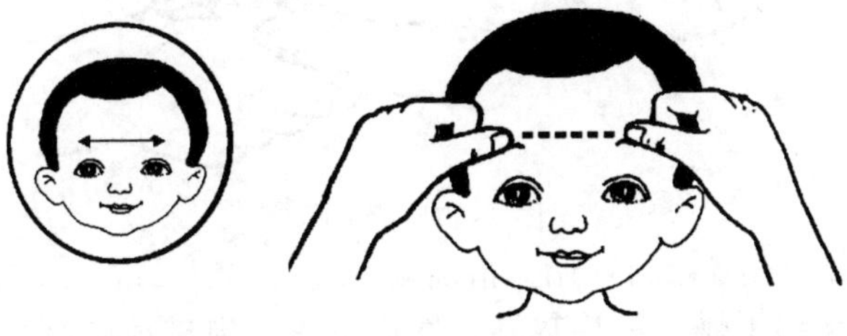

图 5-24　推坎宫

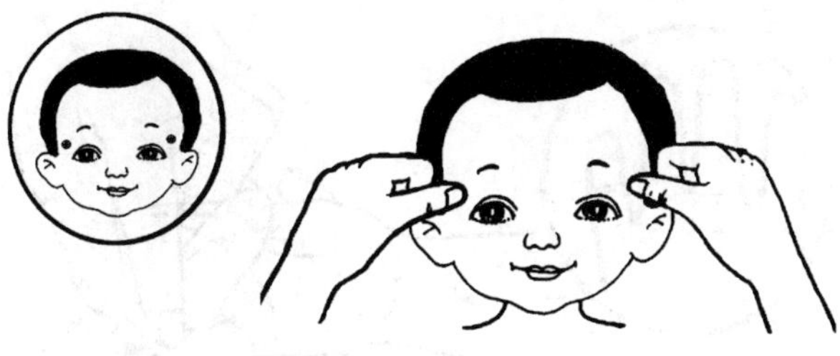

图 5-25　揉太阳（太阴）

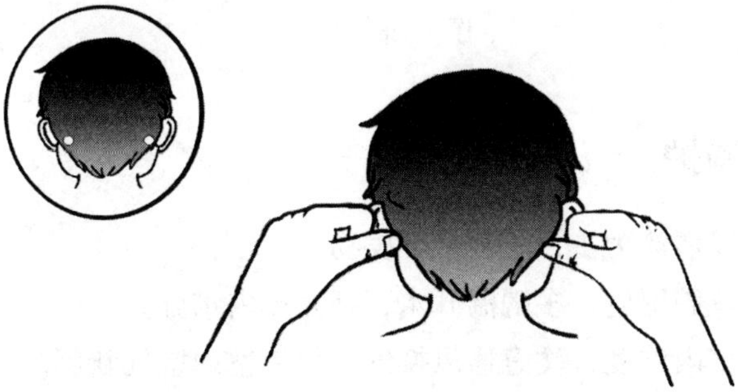

图 5-26　揉耳后高骨

②小儿扁桃体充血肿大明显，化脓，咽喉部疼痛剧烈，吞咽困难，高热神烦，口渴多饮，大便干结，小便短赤，加清胃经 200 次（图 5-10），清大肠 200 次（图 5-27）。

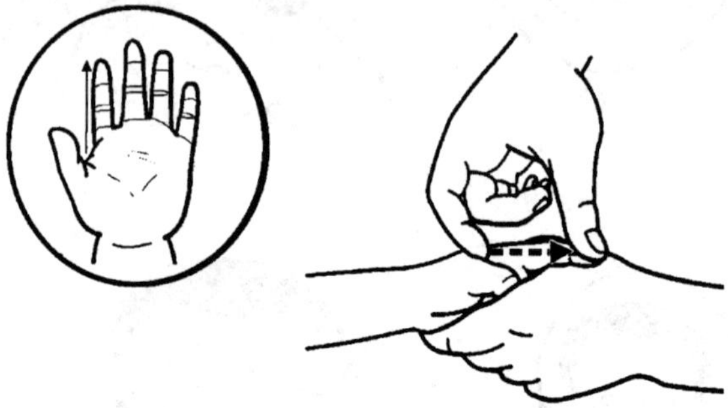

图 5-27　清大肠

③小儿咽喉部干燥，有灼热感，疼痛不堪，扁桃体暗红肿大，低热，盗汗，手足心热，心烦，加补肾经 200 次（图 5-28），揉涌泉 200 次（图 5-8）。

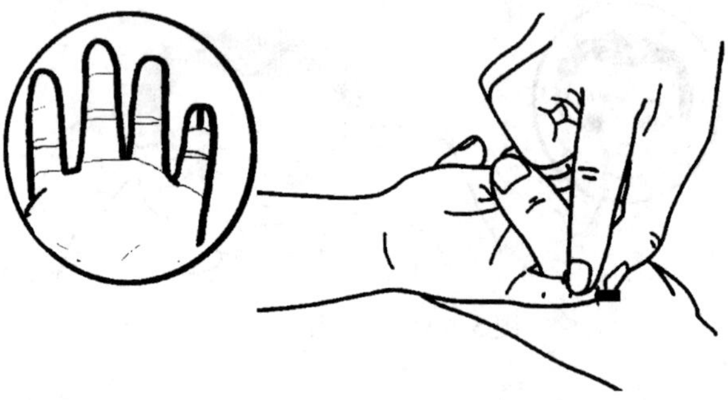

图 5-28　补肾经

3. 预防调护

（1）饮食以清淡为主，忌食鱼腥发物。

（2）注意口腔卫生，多喝温开水，补充体内水分。

（3）保持室内温度，注意通风换气，保持室内空气新鲜。

（4）平时多注意锻炼，增强体质，提高抵抗力。

第 5 节　食　积

1. 主要表现

不想吃饭，食后不易消化，久而成食积，脘腹胀满，大便干结或稀溏，气味酸臭。

2. 调理方法

（1）基本方法

①顺运内八卦（图 5-29）：用拇指指端在掌心周围自乾卦起至兑卦止，以顺时针方向环形推运 300 次。

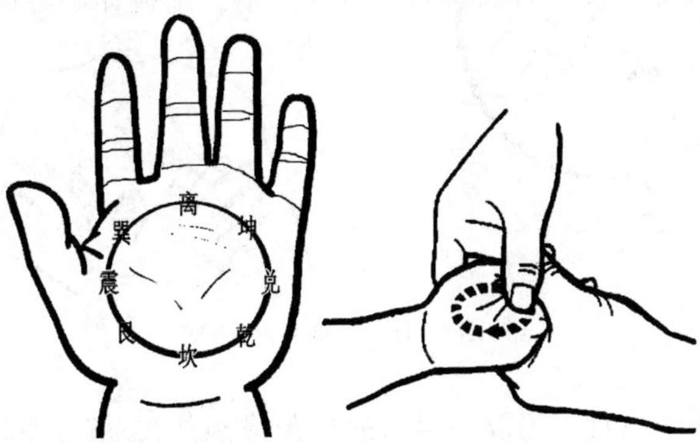

图 5-29　顺运内八卦

②清胃经（图 5-10）：用食、中二指自腕横纹向拇指指根方向直推 200 次。

③补脾经（图 5-5）：循拇指桡侧缘从指端向指根方向直推 200 次。

④推四横纹（图 5-15）：将小儿的食指、中指、无名指、小指并拢，操作者用拇指的桡侧缘从食指的第一指间关节横纹处推至小指横纹处，来回推动 200 次。

⑤揉板门（图 5-7）：用拇指指端揉手掌大鱼际顶面 300 次。

⑥揉足三里（图 5-30）：用拇指指端在外膝眼下 3 寸处揉动 200 次。

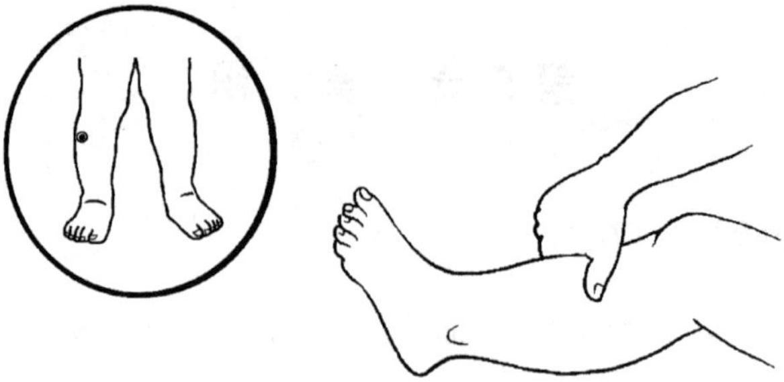

图 5-30　揉足三里

⑦分推腹阴阳（图 5-31）：用双手拇指自剑突下沿肋弓边缘至脐，向两侧做分向推动 50 次。

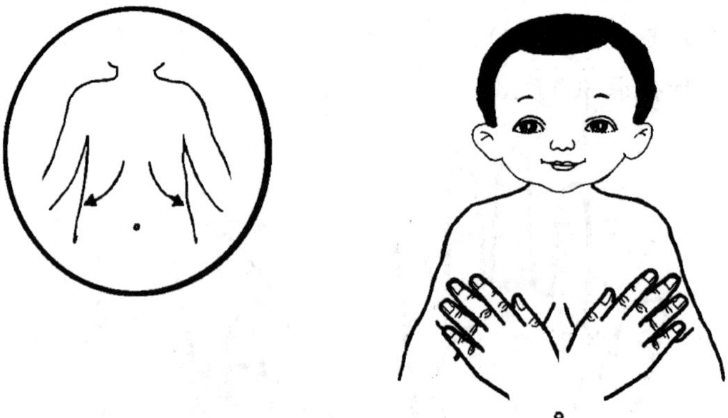

图 5-31　分推腹阴阳

⑧捏脊（图 5-32）：用双手拇指的桡侧缘顶住皮肤，双手食、中二指前按，三指同时捏住脊柱的皮肤并同时用力提拿，双手交替捻动向前，自龟尾捏至大椎穴 5 遍。

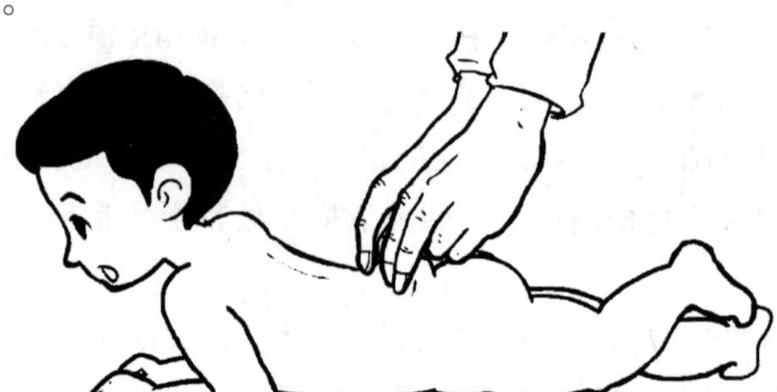

图 5-32　捏脊

（2）随症加减

①小儿不思乳食，或呕吐酸馊食物，脘腹胀满，时有疼痛，哭闹不宁，夜卧不安，大便气味臭秽，质稀而夹有未消化食物，便后腹胀减轻，加揉中脘 200 次（图 5-33）。

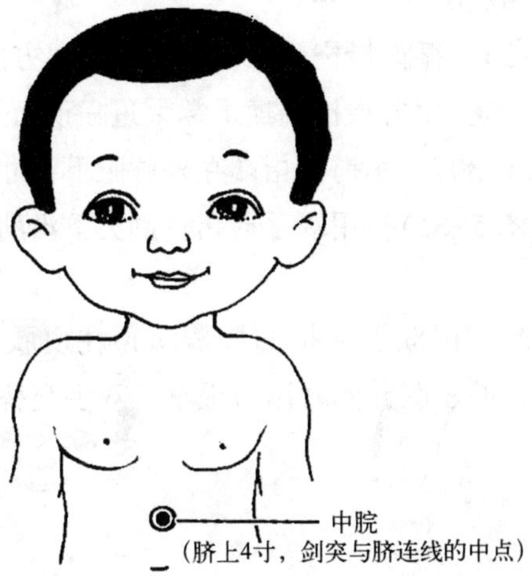

图 5-33　揉中脘

②小儿不欲饮食，食则饱胀，腹满喜按，面色萎黄，困倦乏力，夜眠不安，唇舌色淡，大便稀溏，夹有乳片或食物残渣，加推三关 200 次（图 5-11）。

3. 预防调护

（1）喂养方法要正确，纠正挑食、偏食、暴饮暴食的坏习惯。

（2）在积滞未消除之前，应适当控制饮食，待积滞消除后，再逐渐增加饮食。

第 6 节　厌　食

1. 主要表现

食欲不振，厌恶进食甚至拒食。

2. 调理方法

（1）基本方法

①顺运内八卦（图5-29）：用拇指指端在掌心周围自乾卦起至兑卦止，以顺时针方向环形推运300次。

②补脾经（图5-5）：循拇指桡侧缘从指端向指根方向直推200次。

③揉板门（图5-7）：用拇指指端揉手掌大鱼际顶面300次。

④揉足三里（图5-30）：用拇指指端在外膝眼下3寸处揉动200次。

⑤分推腹阴阳（图5-31）：用双手拇指自剑突下沿肋弓边缘至脐，向两侧做分向推动50次。

⑥捏脊（图5-32）：用双手拇指的桡侧缘顶住皮肤，双手食、中二指前按，三指同时捏住脊柱的皮肤并同时用力提拿，双手交替捻动向前，自龟尾捏至大椎穴5遍。

（2）随症加减

①小儿食欲不振，不想吃饭，食而无味，多食后则脘腹饱胀或恶心呕吐，加推四横纹200次（图5-15）。

②小儿不欲饮食，食而不化，大便夹有不消化食物残渣，面色略显萎黄，形体消瘦，精神疲倦，肢体乏力，活动后易出汗，加推三关200次（图5-11），顺揉外劳宫200次（图5-12）。

③小儿不欲饮食，口干，喜多饮，皮肤干燥，手足心热，烦热不安，大便干结，加揉二马200次（图5-16），揉涌泉200次（图5-8）。

3. 预防调护

（1）喂养方法要合理，以定时、定量、定质为原则，给予富含营养、易于消化、品种多样的食物，纠正挑食、偏食等不良习惯。

（2）喂养期间，切忌强迫进食。饭前不要给太多零食及饮料，中医认为，甘则令人中满，很多零食及饮料中含糖分较高，容易滋腻碍脾，增加脾胃的负担，从而影响正常进食。

第 7 节　呕　吐

1. 主要表现

呕吐胃内容物，或清水，或痰涎，或是不消化乳食。

2. 调理方法

（1）基本方法

①逆运内八卦（图 5-3）：用拇指指端在掌心周围自兑卦起至乾卦止，以逆时针方向环形推运 300 次。

②补脾经（图 5-5）：循拇指桡侧缘从指端向指根方向直推 200 次。

③揉内关（图 5-34）：用拇指指端在前臂正中腕横纹上 2 寸处揉动 100 次。

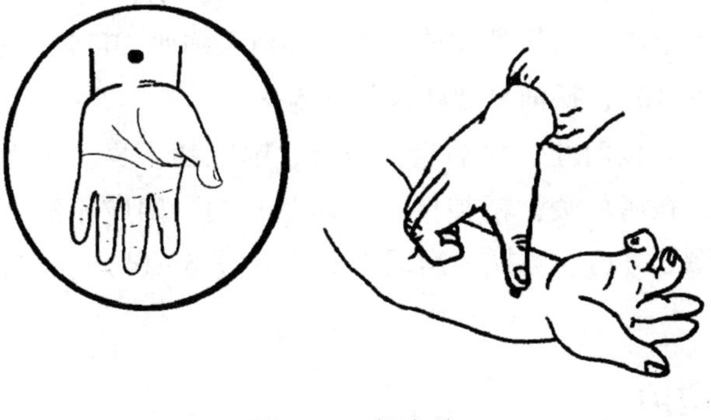

图 5-34　揉内关

④揉板门（图 5-7）：用拇指指端揉手掌大鱼际顶面 300 次。

⑤推下天柱骨（图 5-22）：用拇指桡侧缘或食、中二指螺纹面，从颈后发际正中向下直推至大椎 200 次。

⑥分推腹阴阳（图 5-31）：用双手拇指自剑突下沿肋弓边缘至脐，向两侧做分向推动 50 次。

⑦揉足三里（图 5-30）：用拇指指端在外膝眼下 3 寸处揉动 200 次。

（2）随症加减

①小儿呕吐乳块或不消化食物，气味酸馊，口气臭秽，食欲不振，脘腹胀痛不适，吐后自觉胃部舒服，夜眠不安，大便干燥或泻下酸臭，加清胃经 200 次（图 5–10），顺时针摩腹 3 分钟（图 5–35），揉足三里 200 次（图 5–30）。

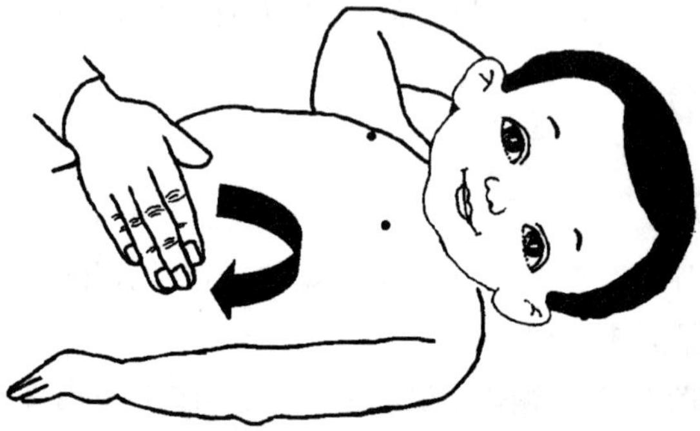

图 5–35　顺时针摩腹

②小儿食入即吐，呕吐频繁，呕吐物夹有黄黏水，气味酸臭，烦躁不安，口渴喜饮，唇舌干燥，大便臭秽或秘结，加清天河水 200 次（图 5–1），清胃经 200 次（图 5–10），揉涌泉 200 次（图 5–8）。

③小儿呕吐时作时止，食后良久方吐，呕吐物不臭，多为清稀痰水或不消化食物残渣，腹痛喜暖，精神倦怠，面色苍白，四肢不温，大便稀，加推三关 200 次（图 5–11），顺揉一窝风 200 次（图 5–14），顺揉外劳宫 200 次（图 5–12）。

3. 预防调护

（1）呕吐时，家长要把孩子抱起来取坐位，使孩子头向前倾，家长用手托住孩子前额，使呕吐物通畅吐出，以免呕吐物呛入气管而引起吸入性肺炎。

（2）平时喂完乳食之后，不要立即逗孩子笑或摇晃孩子。

（3）哺乳期的妈妈，在哺乳完之后，要把孩子抱起来，头放在大人的肩膀上，轻轻地拍孩子的后背，把吸入的空气排出之后，再把孩子放下。

（4）呕吐期间，尽量进食一些清淡、易消化的食物。

（5）呕吐严重者及时就医。

第 8 节　便　秘

1. 主要表现

大便偏干，大便次数减少或排便周期延长，大便排出不畅。

2. 调理方法

（1）基本方法

小儿取坐位，操作者坐于其左侧。

①推四横纹（图 5-15）：将小儿的食指、中指、无名指、小指并拢，操作者用拇指的桡侧缘从食指的第一指尖关节横纹处推至小指横纹处，来回推动 200 次。

②揉天枢（图 5-36）：用两拇指或食、中二指指端在脐旁 2 寸处揉动 100 次。

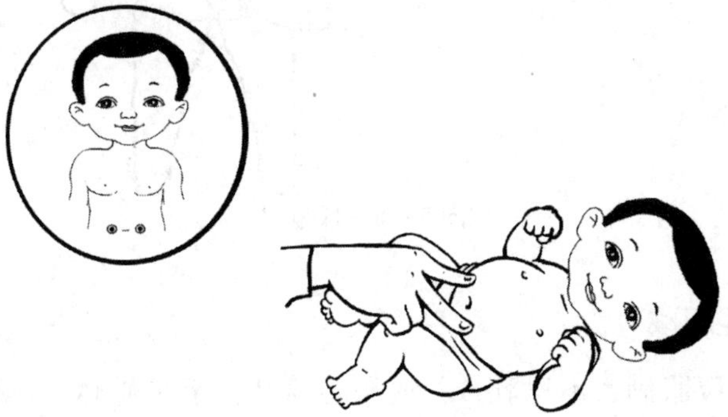

图 5-36　揉天枢

③揉中脘（图 5-33）：用拇指或中指指端在前正中线脐上 4 寸处揉动 100 次。

④摩腹：用手掌面在腹部按顺、逆时针方向做环旋抚摩 5 分钟。

⑤推下七节骨（图 5-37）：小儿俯卧位，用食、中两指螺纹面着力，自上向下做直推法 100 次。

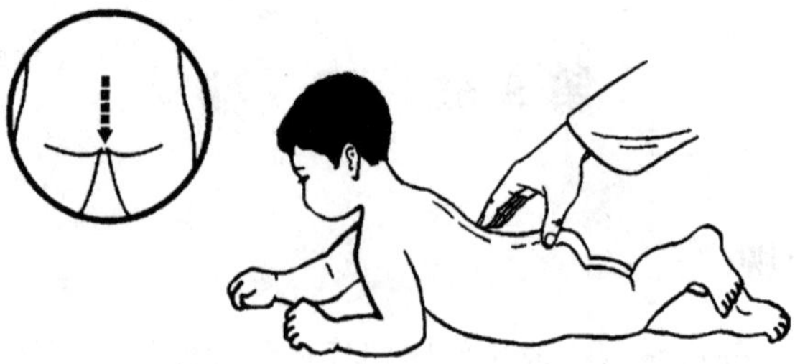

图 5-37　推下七节骨

⑥揉龟尾（图 5-38）：以拇指指端或中指指端着力，在龟尾穴上揉动 50 次左右。

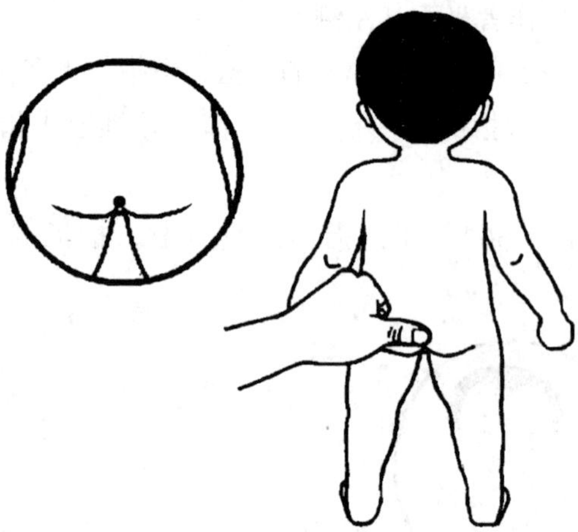

图 5-38　揉龟尾

（2）随症加减

①小儿脘腹胀满，不思乳食，或恶心呕吐，手足心热，小便短黄，苔黄燥，指纹色紫，加清大肠 200 次（图 5-27）、退六腑 200 次（图 5-2）。

②小儿虽有便意，大便不干硬，但挣扎乏力，难以排出，挣则汗出气短，便后疲乏，面色苍白，神疲懒言，加补脾经 200 次（图 5-5）、顺运内八卦 200 次（图 5-29）、揉足三里 200 次（图 5-30）。

3. 预防调护

（1）小儿应多食用富含长纤维的食物，如杂粮、蔬菜、高纤维食品。

（2）平时应养成定时排便的习惯，即每天定时定点地按时排便，改掉如厕看书的不良习惯。

（3）增加锻炼，适当进行户外活动，提高抵抗力。

（4）若大便偏干是继发症状，应积极治疗原发疾病。

（5）应在医生指导下行调理。

第 9 节　大便稀

1. 主要表现

大便次数比平时明显增多，大便稀，或如水样、或如蛋花样，可夹有少量黏液。

2. 调理方法

（1）基本方法

①顺运内八卦（图 5-29）：用拇指指端在掌心周围自乾卦起至兑卦止，以顺时针方向环形推运 300 次。

②补脾经（图 5-5）：循拇指桡侧缘从指端向指根方向直推 200 次。

③补大肠（图 5-39）：用拇指的桡侧缘从指端向虎口方向直推 200 次。

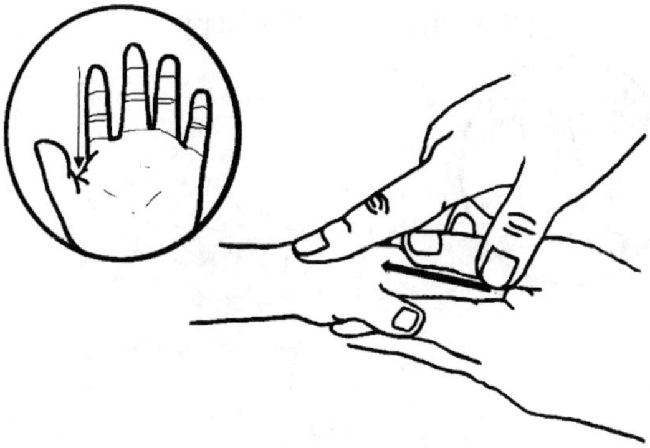

图 5-39　补大肠

④清小肠（图 5-6）：用食、中二指的指面从小指尺侧缘指根处向指端方向直推 200 次。

⑤逆时针摩腹（图 5-40）：用手掌面在腹部按逆时针方向做环旋抚摩 3 分钟。

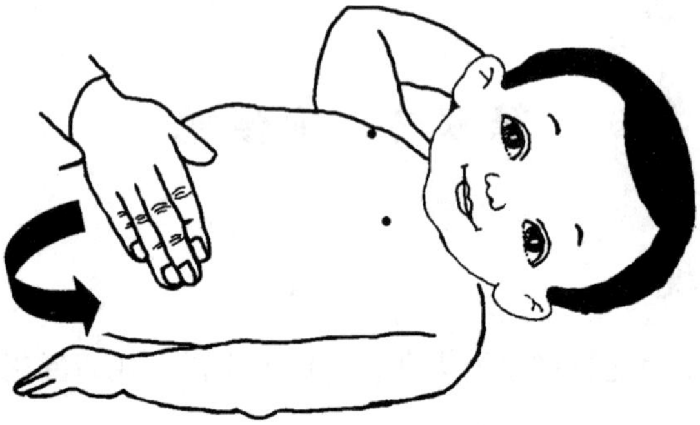

图 5-40　逆时针摩腹

⑥推上七节骨（图 5-37）：用拇指的桡侧缘或食、中二指指面，从尾骨尖直推至第四腰椎 200 次。

⑦揉龟尾（图 5-38）：用拇指或中指指端揉尾骨尖端 200 次。

（2）随症加减

①小儿泻下急迫，量多次多，大便或如水样、或如蛋花样、或夹黏液，色黄秽臭，不思饮食，身热烦躁，口渴喜饮，加清天河水 200 次（图 5-1），清胃经 200 次（图 5-10），推箕门 100 次（图 5-41）。

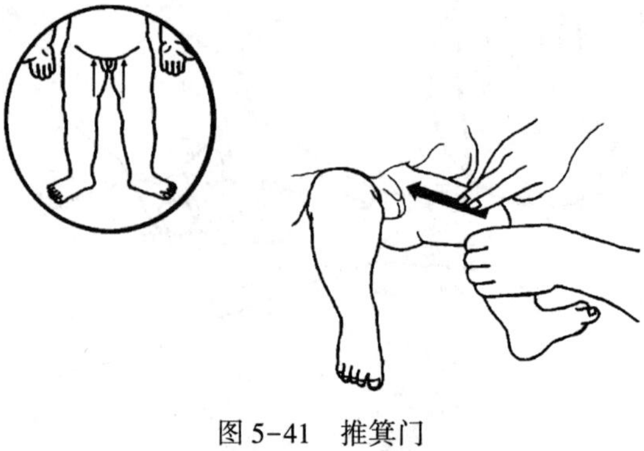

图 5-41　推箕门

②小儿大便清稀，有泡沫，色淡黄，不臭，肠鸣腹痛，面唇色淡，或伴恶寒发热，流清涕，加推三关 200 次（图 5-11），顺揉外劳宫 200 次（图 5-12）。

③小儿大便稀溏量多，气味酸臭，夹有奶瓣或不消化食物残渣，腹痛腹胀，泻前哭闹，泻后痛减，食欲缺乏，矢气多，睡卧不安，加清胃经 200 次（图 5-10），揉板门 300 次（图 5-7），分推腹阴阳 50 次（图 5-31）。

3. 预防调护

（1）鼓励孩子多喝水，进食容易消化的食物，避免生冷、辛辣、油腻的食物。

（2）注意保护好腹部，勿使受凉。

（3）对于吐泻严重的孩子，应适当禁食一段时间，待病情好转后，逐渐增加饮食。

（4）做好臀部护理，每次便后用温水清洗肛门，勤换尿布。

第 10 节　夜　啼

1. 主要表现

小儿夜间啼哭不安，情绪烦躁。

2. 调理方法

（1）基本方法

小儿取坐位，操作者坐于其左侧。

①补脾经（图 5-5）：循拇指桡侧缘从指端向指根方向直推 200 次。

②推四横纹（图 5-15）：将小儿的食指、中指、无名指、小指并拢，操作者用拇指的桡侧缘从食指的第一指尖关节横纹处推至小指横纹处，来回推动 200 次。

③摩腹：用手掌面在腹部按顺、逆时针方向做环旋抚摩 5 分钟。

④捏脊（图 5-32）：小儿俯卧位，用双手拇指的桡侧缘顶住小儿背部皮

肤，双手食、中二指前按，三指同时捏住脊柱的皮肤并同时用力提拿，双手交替捻动向前，自龟尾捏至大椎穴6遍。

（2）随症加减

①时哭时止，睡觉时蜷卧，手足发凉不温，吃奶无力，面色较青加分推腹阴阳50次（图5-31）、顺运内八卦200次（图5-29）、揉天枢200次（图5-36）。

②情绪烦躁不安，哭声响亮，面赤唇红，小便颜色发黄加分推腹阴阳50次（图5-31）、揉板门200次（图5-7）、清心经100次（图5-42）。

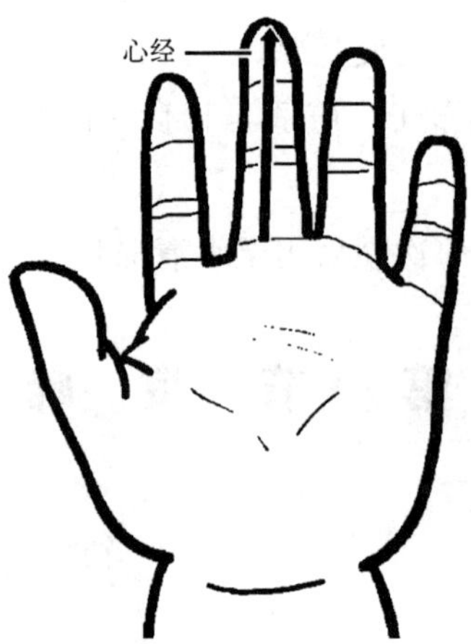

图5-42　清心经

③夜间突然啼哭，哭声尖锐，时急时缓，神情惧怕，加清肝经200次（图5-4）、揉小天心100次（图5-43）、揉中脘200次（图5-33）。

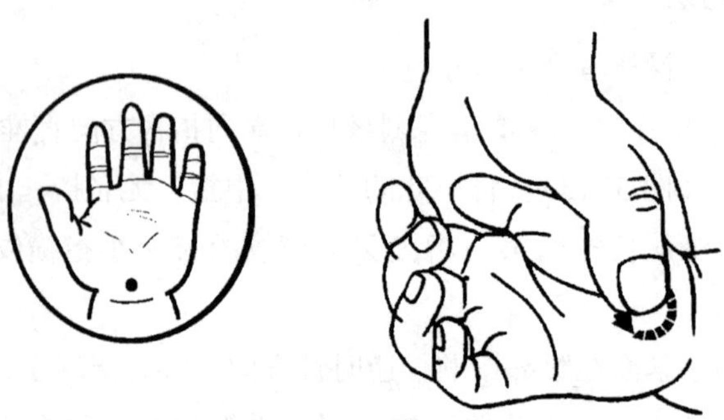

图5-43　揉小天心

3. 预防调护

（1）要注意防寒保暖。

（2）孕妇及乳母不可多食寒凉及辛辣热性食物，勿受惊吓，保持心情舒畅。

（3）婴儿无故啼哭不止，要注意寻找原因，如饥饿、过饱、闷热、寒冷、虫咬、尿布浸渍、衣被刺激等，除去引起啼哭的原因。

（4）经治疗啼哭仍不缓解者及时去医院检查治疗，以排除其他病症。

（5）应在医生指导下行调理。

第 11 节　小儿汗证

1. 主要表现

小儿汗多，可见不分日夜，稍动汗出；可见睡中出汗，醒时汗止。

2. 调理方法

（1）稍动汗出调护

小儿取坐位，操作者坐于其左侧。

①顺运内八卦（图 5-29）：用拇指指端在掌心周围自乾卦起至兑卦止，以顺时针方向依次推运 200 次。

②补脾经（图 5-5）：循拇指桡侧缘从指端向指根方向直推 300 次。

③揉二马（图 5-16）：一手握持小儿手，使手心向下，以拇指指端揉之，揉 200 次。

④清肺经（图 5-9）：用食、中二指的指面从无名指指根向指端方向直推 200 次。

⑤捏脊（图 5-32）：小儿俯卧位，用双手拇指的桡侧缘顶住小儿背部皮肤，双手食、中二指前按，三指同时捏住脊柱的皮肤并同时用力提拿，双手交替捻动向前，自龟尾捏至大椎穴 6 遍。

（2）睡时出汗调护

小儿取坐位，操作者坐于其左侧。

①顺运内八卦（图 5-29）：用拇指指端在掌心周围自乾卦起至兑卦止，以顺时针方向依次推运 200 次。

②揉二马（图 5-16）：一手握持小儿手，使手心向下，以拇指指端揉之，揉 200 次。

③清天河水（图 5-1）：一手持小儿手，另一手食指、中指指腹自腕横纹推向肘横纹 300 次。

④清肝经（图 5-4）：用食、中二指的指面从食指指根向指端方向直推 300 次。

⑤捏脊（图 5-32）：小儿俯卧位，用双手拇指的桡侧缘顶住小儿背部皮肤，双手食、中二指前按，三指同时捏住脊柱的皮肤并同时用力提拿，双手交替捻动向前，自龟尾捏至大椎穴 6 遍。

3. 预防调护

（1）进行适当的户外活动和体育锻炼，增强小儿体质。

（2）注意调理后，避免直接吹风。

（3）注意个人卫生，勤换衣被，保持皮肤清洁和干燥，拭汗用柔软干毛巾或纱布擦干，勿用湿冷毛巾，以免受凉。

（4）汗出过多，应补充水分及容易消化而营养丰富的食物。勿食辛辣、煎炒、炙烤、肥甘厚味。

（5）室内温度、湿度要调节适宜。

第 12 节　小儿尿床

1. 主要表现

小儿睡梦中不自主排尿，醒后方觉，≥5 岁每周至少出现 2 次症状，持续 6 个月以上。

2. 调理方法

（1）基本方法

小儿取坐位，操作者坐于其左侧。

①补肺经（图 5-44）：一手持小儿无名指以固定，另一手以拇指从指端向指根方向推 300 次。

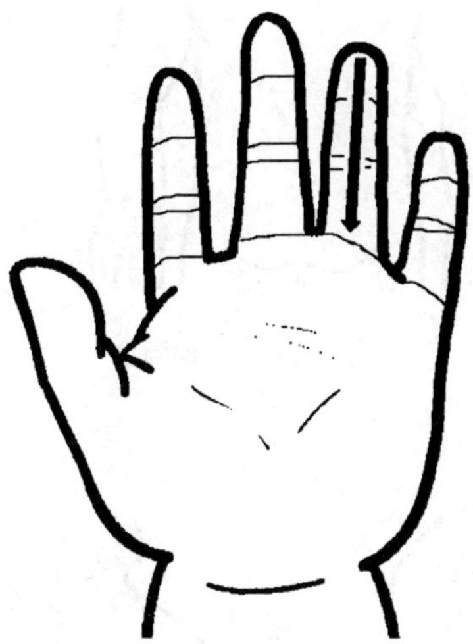

图 5-44　补肺经

②补脾经（图 5-5）：以拇指指端循小儿拇指指尖桡侧缘向指根方向直推 300 次。

③补肾经（图 5-28）：由指间关节向指尖直推 300 次。

④揉外劳宫（图 5-12）：一手持小儿四指，令掌背向上，另一手中指端揉穴处，揉 200 次。

（2）随症加减

①小儿尿床，一夜数次，小便清长，面色不华，疲乏无力，盗汗，加揉肺俞 200 次（图 5-45）、揉龟尾 50 次（图 5-38）、推上七节骨 100 次（图 5-37）。

②白天尿频量多，食欲不振，活动后汗出，容易感冒，加揉肺俞 1 分钟（图 5-45）、推四横纹 100 次（图 5-15）、点揉内劳宫 200 次（图 5-46）。

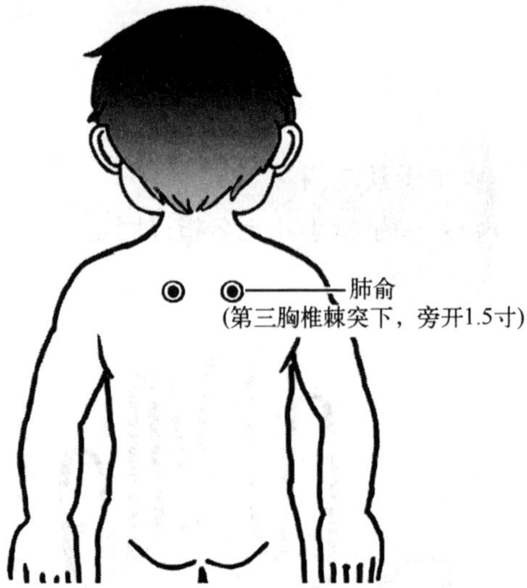

图 5-45　揉肺俞

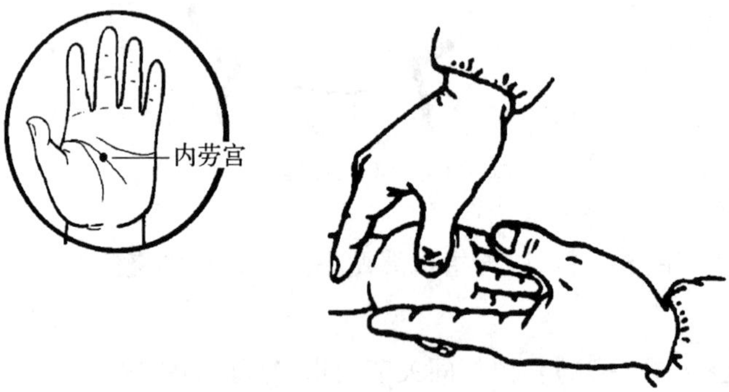

图 5-46　点揉内劳宫

③睡眠不安，烦躁，形体消瘦，汗出不温，加清心经 100 次（图 5-42）、揉百会 30 次（图 5-47）、推上七节骨 100 次（图 5-37）。

④口渴烦躁，小便色黄，加清肝经 100 次（图 5-4）、清心经 100 次（图 5-42）、揉百会 50 次（图 5-47）。

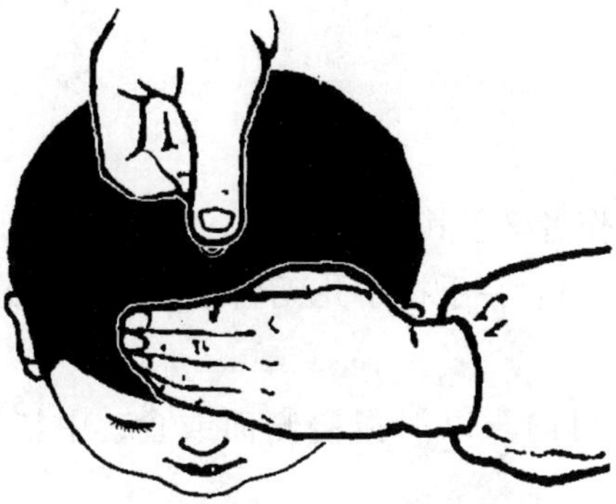

图 5-47　揉百会

3. 预防调护

（1）帮助小儿养成按时排尿的习惯；合理安排生活作息，不使其过度疲劳。

（2）已经发生遗尿者，要给予积极的治疗和适当的营养，并注意休息；临睡前最好不要饮水，少吃或不吃流质食品。

（3）夜间入睡后，应定时叫其起床排尿。

（4）小儿应加强营养，避免惊恐。

（5）应在医生指导下行调理。

第 13 节　小儿湿疹

1. 主要表现

小儿湿疹多是小的斑点状红色斑疹，可发生于身体任何部位的皮肤，或密集，或呈散状分布。皮损形状各异，经常从头面部开始，遍及全身，流黄水，干燥时有黄色结痂。湿疹发病时皮肤极其瘙痒，会因瘙痒难耐去搔抓而致出血，若护理不当则会继发感染。

2. 调理方法

（1）基本方法

小儿取坐位，操作者坐于其左侧。

①清肺经（图 5-9）：一手持小儿无名指以固定，另一手以拇指从指端向指根方向推 300 次。

②推三关（图 5-11）：以拇指桡侧面或食、中指螺纹面自腕向推三关 100~200 次。

③清天河水（图 5-1）：一手持小儿手，另一手食指、中指指腹自腕横纹推向肘横纹 300 次。

④补脾经（图 5-5）：以拇指指端循小儿拇指指尖桡侧缘向指根方向直推 300 次。

⑤按揉大椎（图 5-48）、血海（图 5-49）、阴陵泉 200 次（图 5-50），拿风池（图 5-51）、肩井各 10 次（图 5-52），推箕门 200 次（图 5-41）。

⑥捏脊（图 5-32）：小儿俯卧位，用双手拇指的桡侧缘顶住小儿背部皮肤，双手食、中二指前按，三指同时捏住脊柱的皮肤并同时用力提拿，双手交替捻动向前，自龟尾捏至大椎穴 6 遍。

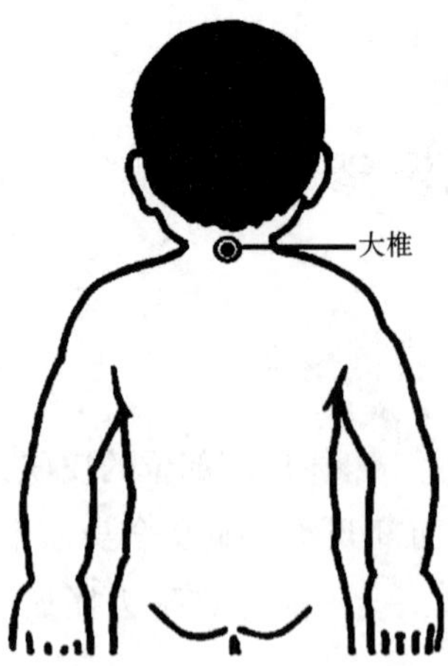

图 5-48　按揉大椎

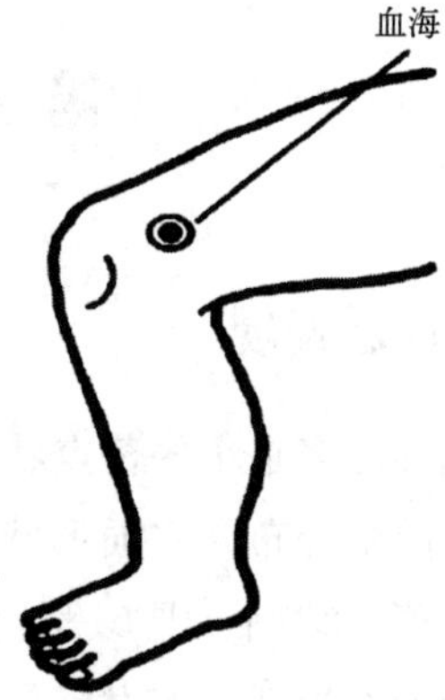

图 5-49　按揉血海

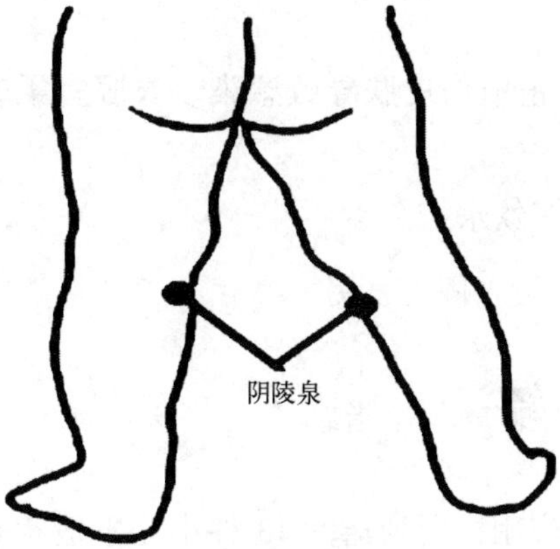

图 5-50　按揉阴陵泉

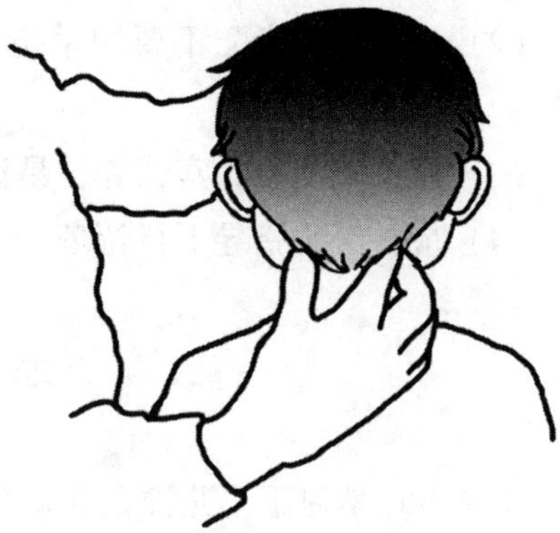

图 5-51　拿风池

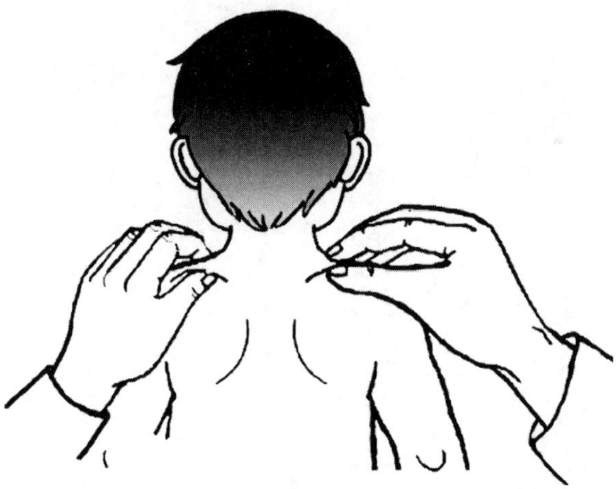

图 5-52　拿肩井

（2）随症加减

①便秘：清大肠 200 次（图 5-27），退六腑 200 次（图 5-2）。

②睡眠差：睡前按揉小天心 300 次（图 5-43），清天河水 300 次（图 5-1）。

3. 预防调护

（1）应注意休息与保暖，避免复感外邪。多饮开水，少食辛辣刺激食品。

对体温较高者可作物理降温。

（2）皮肤瘙痒者，不要用手挠抓，防止损伤皮肤导致感染。衣服宜柔软宽松。

（3）饮食宜清淡，富营养，易消化，多饮水。

（4）应在医生指导下行调理。

本章小结

本章重点学习了小儿推拿在调理中的应用，所列选的 13 种小儿不适状态的调理均属于最常见的现象，具有很强的实用性。针对每一种不适状态，重点介绍了主要表现及其调理方法，并提出了相应的预防调护措施。

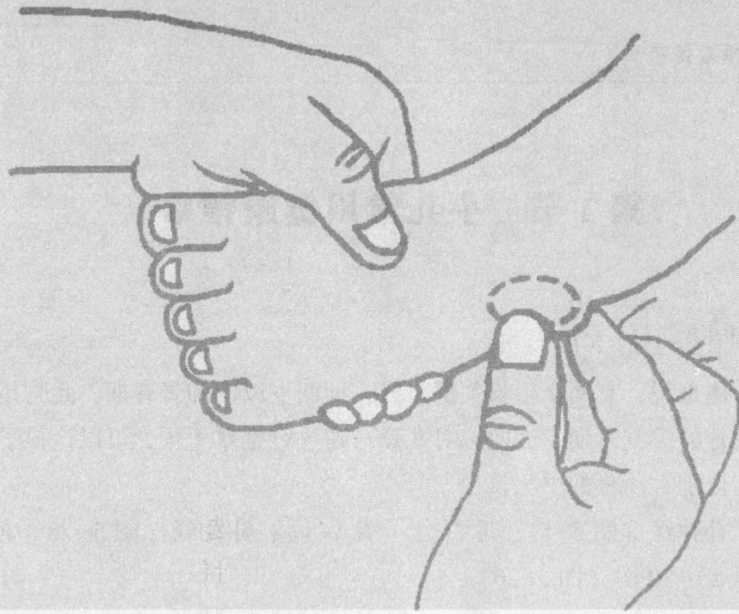

第 6 章

小儿推拿调理之二

学习目的

本章继续介绍小儿推拿在实际中的应用，要求掌握小儿常用推拿调理的主要手法技能、调理作用、适用范围及注意事项；熟悉小儿抚触的对象、时间、抚触前准备及注意事项；熟悉小儿抚触顺序，掌握各个部位抚触手法；初步掌握小儿的体质特点，灵活选择常用的推拿调理方法。

张素芳教授曾说：“小儿推拿是开启中国儿童健康体格的金钥匙。”给予小儿推拿调理能有效提升身体素质，促进生长发育，提高记忆能力及智力水平。小儿推拿是呵护儿童健康成长最直接且有效的方式。

第 1 节　小儿常用健康推拿

1. 增高

对于人体来说，有两个生长关键阶段，即两岁以内和青春期，此时是促进小儿生长发育的关键时期。因此，对儿童身高进行推拿干预，可以让孩子快快长高，拥有让别人羡慕的“大高个”。

手法：补脾经（图 5-5）、摩百会（图 6-1）、补肾经（图 5-28）各 300 次，摇抖肘 20~30 次（图 3-26）。

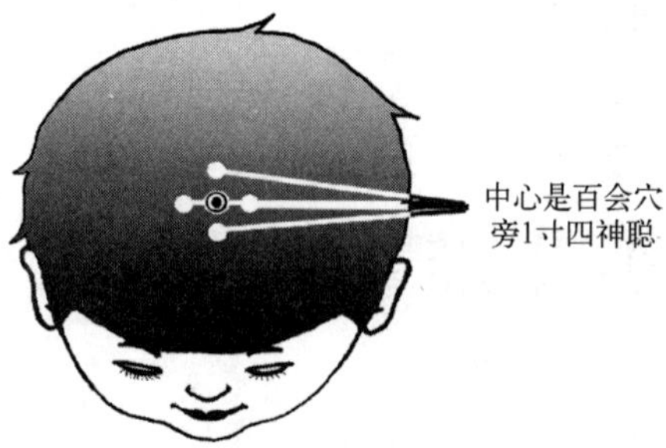

图 6-1　摩百会

作用：补肾益气、提升阳气、促进生长、增强体质。

应用：改善小儿体质，促进小儿身高发育，提高抵抗力，达到强身健体的功效。

2. 增重

应用推拿方法健脾和胃，不仅可以使小儿增强食欲，调理气血，还可以使脾胃运化健旺、元气充足、抗病力强、不易为外邪所犯。该方法适用于小儿体重的增长，方法很多，可以独取一法，也可以数法配合应用，应视小儿体质强弱，灵活选用。

手法：补脾经（图 5-5）、清补大肠各 300 次（图 5-27），清胃经（图 5-10）、顺运内八卦（图 5-29）各 500 次，分推腹阴阳 30~50 次（图 5-31），捏脊 5 遍（图 5–32），在脾俞（图 4–42）、胃俞（图 4–43）、肾俞（图 4–44）各提拿 3 次。

作用：健脾和胃、补脾益气、通上下之气。

应用：改善小儿脾胃运化功能、增强食欲、调理气血，增加小儿体重。

3. 减肥

儿童肥胖与自身的脾胃功能密切相关，脾胃的代谢异常，运化迟缓，使得儿童体内痰湿过剩导致肥胖。因此，对儿童体重及早的干预，变得极为重要。进行小儿减肥推拿，使小儿脾胃功能健全，代谢正常，从而改善小儿体质，使得体重控制在合理的范围内。

手法：清补脾（图 5–5）、顺运内八卦（图 5–29）、清肝经（图 5–4）、摩腹（图 5–35）各 300 次，按弦走搓摩法 50 次（图 3–31）。

作用：健脾祛湿、疏肝理气、行气化湿、健脾助运。

应用：健脾和胃、化湿祛痰、调达气机，减少儿童肥胖。

4. 增智

抓住 1~3 岁这个儿童脑发育最快的时期，对促进智力开发、健脑益智尤为关键。用小儿增智推拿法可以使小儿精神饱满、意识清楚，思维灵敏，记忆力强，情志舒畅，并对小儿的五迟（立迟、行迟、发迟、齿迟、语迟）、五软（头项软、口软、手软、足软、肌肉软）等属儿童发育障碍的疾患起到一定的预防和治疗作用。

手法：补肾经（图 5–28）、补脾经（图 5–5）、摩小腹（图 5–35）各 500 次，摩百会（图 6–1）、四神聪（四神聪位于百会穴四周约 1 寸处）各 200 次。

作用：补肾益精、健脑益智。

应用：促进小儿智力开发，提高记忆力，调畅情志，改善思维逻辑，提高沟通能力。

5. 开言

通常 2~3 岁为小儿语言发展的关键时期，但最晚一般不会超过 4 岁。进行小儿开言调理，可以使小儿健脑开窍、聪耳益智、助音开言。

手法：补肾经（图 5-28）、揉二马（图 5-16）、揉承浆（图 4-16）、摩百会（图 6-1）、揉听宫（图 6-2）各 300 次。

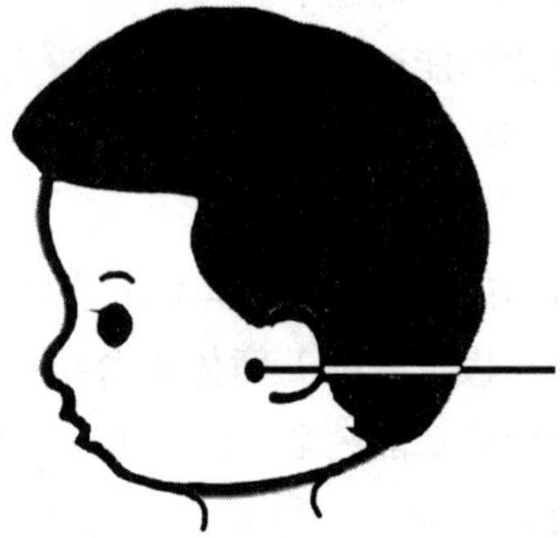

图 6-2　揉听宫

作用：补肾益髓、健脑开窍、聪耳助听、助音开言。

应用：聪耳益智，提高逻辑思维，促进发音器官发育。

6. 通便

经常性的便秘，不仅会使小儿感到腹胀、腹痛等身体的不适，还可能对小儿心理造成影响。适时地对小儿进行通便推拿，可以帮助小儿补气助运、改善自身燥热体质、促进代谢机能，大便通畅。

手法：清大肠（图 5-27）、揉四横纹（图 5-15）、顺运内八卦（图 5-29）、顺时针摩腹（图 5-35）各 300 次，推下七节骨 100 次（图 5-37），苍龙摆尾法 20~30 次（图 3-33）。

作用：调理肠道、消食导滞、通腑泄热、改善便秘。

应用：强健脾胃，改善小儿肠道，促进消化吸收，保持大便通畅。

7. 安神

古人云，心主神明、主惊，肝主风、主抽搐。如小儿精神好，二目有神，活泼，面色红润，为气血调和，神气充沛，为无病或病在表。如果眠不安，易受惊吓，多烦躁，多需养心肝肾推拿，从而宁心安神。

安神能滋阴养血，对小儿营养差、不安、睡卧不宁甚至抽搐等症有一定的辅助治疗作用。

手法：（主）揉小天心 3 分钟（图 5-43），分推腹阴阳 2 分钟（图 5-31），补肾经 3~5 分钟（图 5-28），揉二马 3 分钟（图 5-16），清天河水 2 分钟（图 5-1）。

作用：养护心肝肾，安神镇静，调摄气血。

应用：心神不宁，睡眠不安，烦躁，抽搐等症；对正常小儿可以醒脑安神、益智、强体。

8. 健脾胃

脾胃是后天之本，主要功能是运化水谷和输布精微，为气血生化之源。小儿脾胃等脏腑发育未全，故运化功能也较差，易为饮食所伤而致积滞、呕吐、泄泻、食欲不振等消化系统病症。

手法：补脾经（图 5-5）300 次，逆运内八卦 300 次（图 5-33），推四横纹 50~100 次（图 5-15），揉板门 200 次（图 5-7），补肾经 300~500 次（图 5-28），顺、逆摩腹 100 次（图 5-35，图 5-40）。揉足三里 100 次（图 5-30），捏脊捏三提一（图 5-32）。

作用：健脾和胃，强身助长。

应用：健脾和胃调理，促进生长发育；脾胃弱，食欲差者可消食理气；对乳食停滞所致的恶心、呕吐、腹胀等有调理作用。

9. 强身益智

1~3 岁幼儿是脑发育最快的时期，期间益脑强身尤为重要。中医认为，肾为作强之官，伎巧出焉。所谓“作强”即为能力强，所谓“伎巧”即思维活动灵巧。

手法：补肾经（图 5-28）500 次，揉二马（图 5-16）500 次/分钟，揉小天心 300 次（图 5-43），补脾经 500 次/分钟（图 5-5）。逆运内八卦 200 次（图 5-3），揉掌小横纹（图 5-17），清天河水 100 次（图 5-1）。

作用：强筋壮骨，强肾健脑。

应用：发育期婴幼儿，五迟五软、发育落后的小儿。

10. 听觉调理

中医认为，肾开窍于耳，耳部的发育离不开肾气肾精的滋养。肾精肾气的不足会直接导致小儿耳部的发育问题，如耳聋、耳鸣、听力发育迟缓等问题。尽早对小儿耳部进行调理，可助小儿提高听力水平、改善听力发育问题、增强小儿感知外界环境的敏锐度、促进小儿逻辑思维的建立。

手法：补肾经（图 5-28）、揉涌泉（图 5-8）、揉耳门/听宫/听会、揉耳朵（图 6-3），各 300 次。

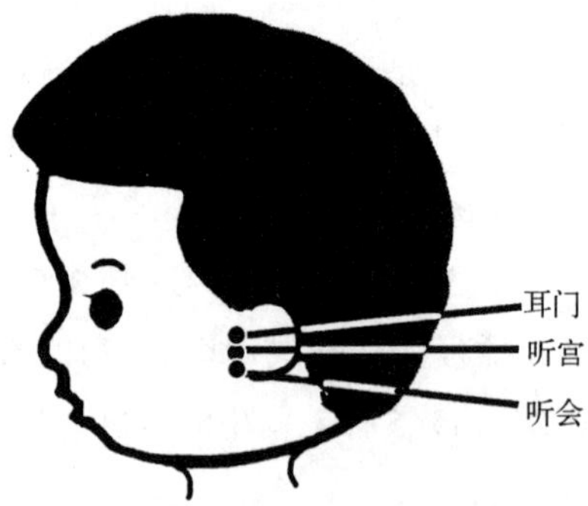

图 6-3　揉听会和听宫

作用：补肾聪耳、滋阴潜阳、提高听力。

应用：完善听力发育，提高听力质量，改善小儿听力缺陷。

11. 鼻咽调理

中医认为，鼻主嗅觉，主通气。小儿在生理上有鼻腔狭窄、鼻黏膜柔嫩的特点，因此易受外邪侵袭而充血，引起鼻塞、呼吸不畅等鼻部的不适，进而导致嗅觉的迟钝，严重的也可导致头痛等症状出现。经常进行鼻咽部调理推拿，可以使得小儿鼻窍湿润，鼻腔通利，嗅觉灵敏，还可预防鼻炎等鼻部疾患的发生。

手法：按揉迎香（图 4-15）、黄蜂入洞（图 3-28）、开天门（图 5-23）各 100 次，揉外劳宫各 200~300 次（图 5-12）。

作用：通经活络，通窍理气，活血行气。

应用：提高小儿呼吸系统功能，预防鼻部疾病，改善小儿气机。

12. 鼻部调理

鼻为肺窍，是呼吸的通道，也是辨气味、助发音之重要器官。小儿鼻黏膜柔嫩，器官未充，易受寒湿及气味的损伤，以致充血、水肿使鼻腔狭窄，引起鼻塞、呼吸不畅以及急、慢性鼻炎或过敏性鼻炎，甚至副鼻窦炎以致耳疾等。现在小儿过敏性鼻炎尤为多见，故应特别注意鼻部调理。早期用推拿保护鼻部，也是一种有益的方法。

手法：按揉上星（图 6-4）、按揉鼻通（图 6-5），按揉迎香（图 4-15）各 30~50 次，掐揉合谷 30~50 次（图 6-6）、拿风池各 30~50 次（图 4-20）。

作用：通经活络、活气血、开窍祛邪，治鼻疾、感冒等。

应用：预防、治疗鼻疾、感冒及耳疾。

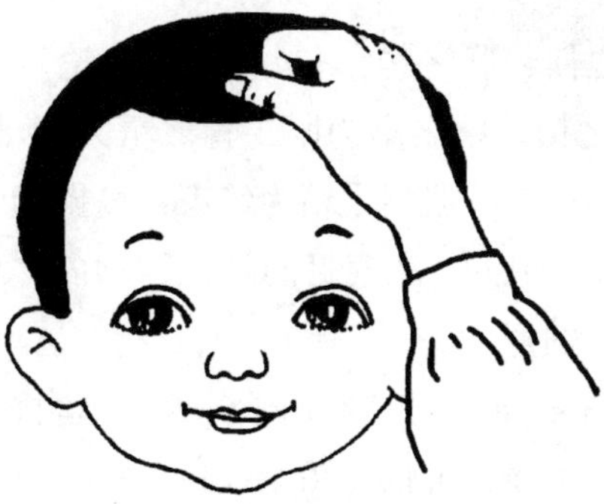

图 6-4　按揉上星

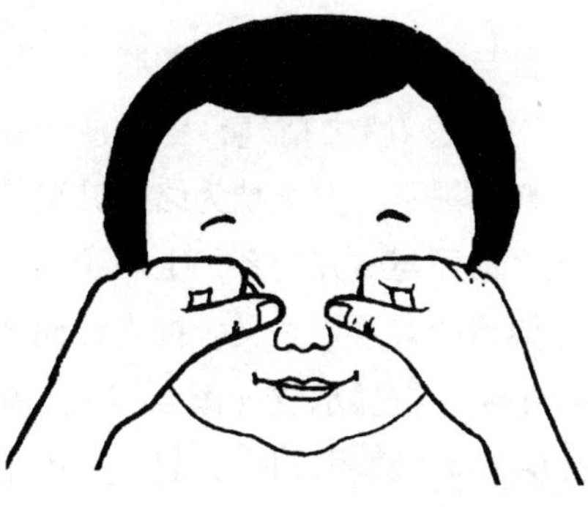

图 6-5　按揉鼻通

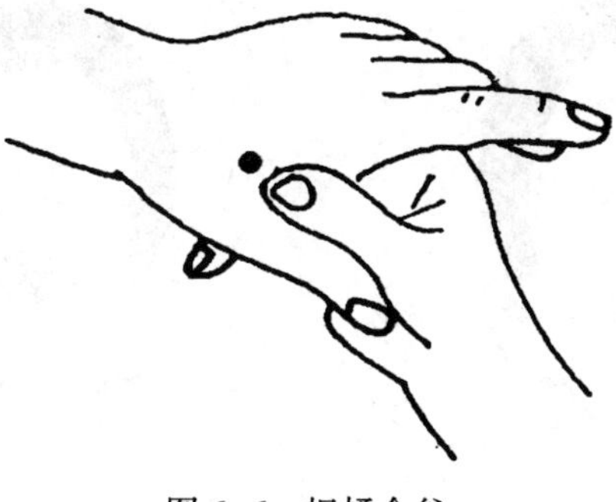

图 6-6　捏揉合谷

13. 视觉调理

小儿视力的问题除极少数遗传原因外，多为过早、过度、过强的用眼，使得眼部疲劳，从而出现目失濡养而目赤痒痛、双目干涩、视物不清等症状。小儿视觉调理推拿法是通过推拿手法对穴位的刺激，从而达到疏通经络，调和气血，增强视力，预防近视的作用。

手法：开天门（图5-23）、推坎宫（图5-24）、揉太阳（图5-25）、揉耳后高骨（图5-26）各30次，揉承泣（图6-7）、清肝经（图5-4）、补肾经（图5-28）各300次。

作用：活络明目、祛风清热、缓解眼部疲劳、增强视力。

应用：缓解小儿眼部疲劳，保护小儿视力，预防近视，治疗弱视等眼疾。

14. 眼部调理

目与五脏六腑有密切的联系。目为心之使、肝之窍，《灵枢·大惑论》中说："五脏六腑之精气，皆上注于目而为之精。精之窠为眼，骨之精为瞳子，筋之精为黑眼，血之精为络，其窠气之精为白眼，肌肉之精为约束，裹撷筋骨血气之精而与脉并为系，上属于脑，后出于项中。"观察目的神色、动静、形态在望诊中有重要意义，推拿目同样有重要的意义。

手法：按揉承泣（图6-7）、攒竹（图6-8）、鱼腰（图6-9）、丝竹空（图6-10）、睛明（图6-11）、阳白（图6-12）、四白（图6-13）各100次，刮眼轮50次，使局部有酸麻胀感为宜。

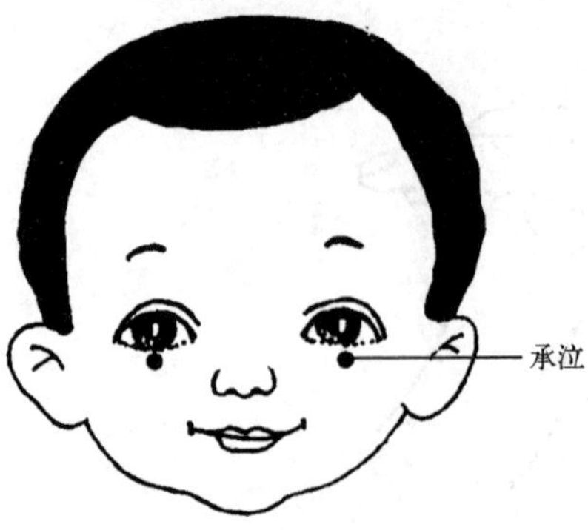

图6-7 揉承泣

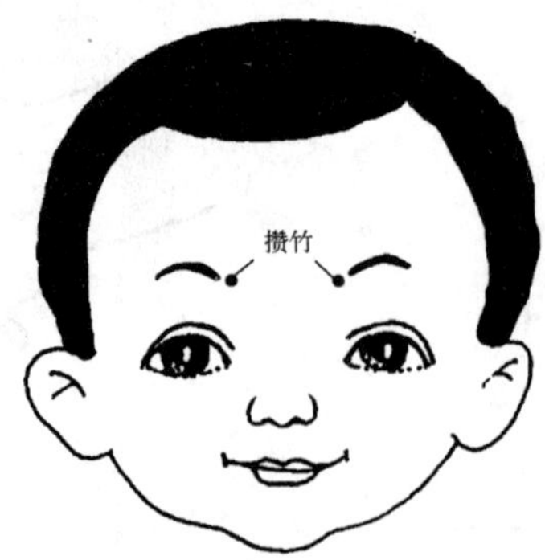

图6-8 按揉攒竹

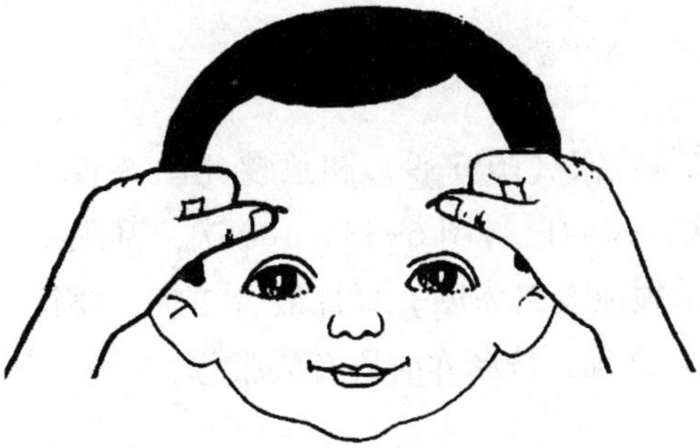

图 6-9　按揉鱼腰

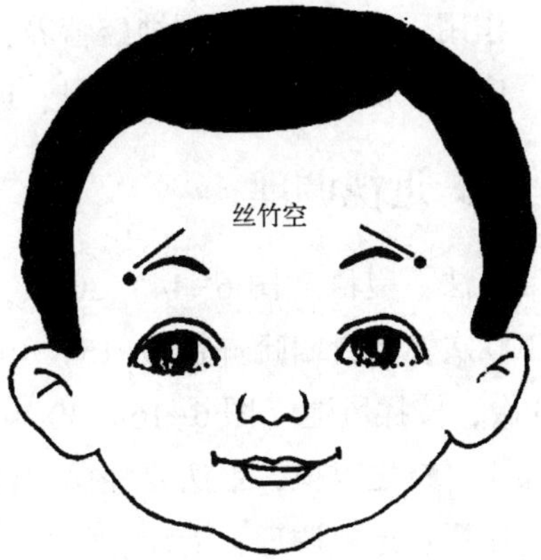

图 6-10　按揉丝竹空

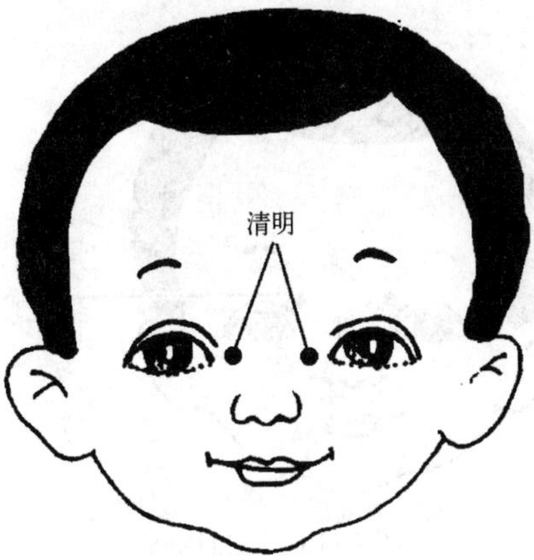

图 6-11　按揉睛明

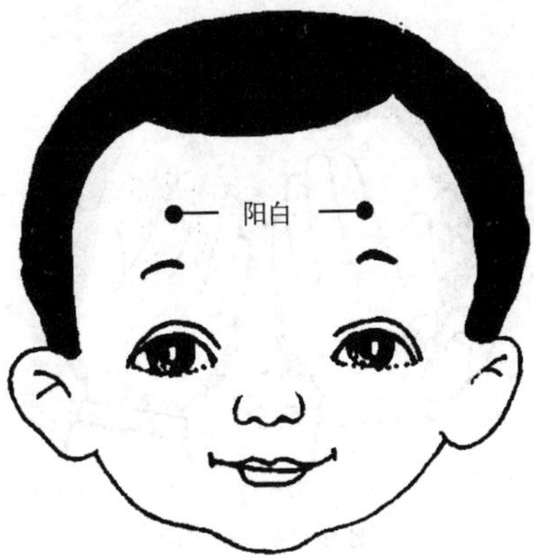

图 6-12　按揉阳白

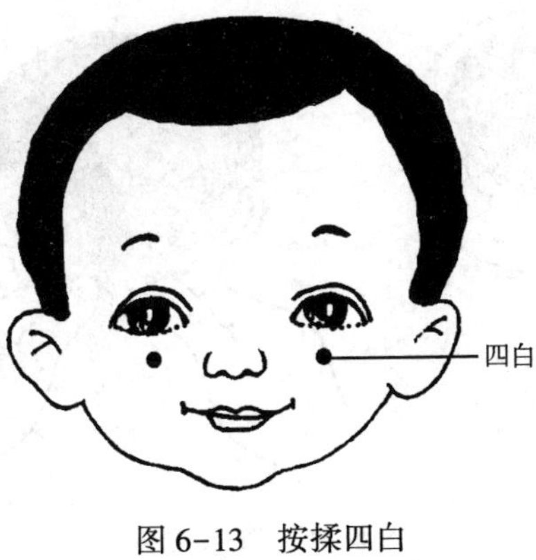

图 6-13　按揉四白

作用：改善眼睛周围神经营养，增强眼睛周围肌肉血液供给。

应用：视力调理，预防近视、远视，改善眼疾的治疗及预防。

15. 近视调理

手法：熨目（图 6-14）30 次，揉攒竹穴（图 6-9）和鱼腰（图 6-10）各 100 次，按目四眦（图 6-15）100 次，揉四白（图 6-13）100 次，刮眼眶 100 次，按揉风池（图 6-16）30 次，摩颈项发热为度。每日最少 2 次，要认真操作，持之以恒，手法要轻揉，取穴要准确，按摩穴时要有酸胀感。

作用：近视调理、治疗。

应用：近视、斜视、眼肌机能不足治疗。

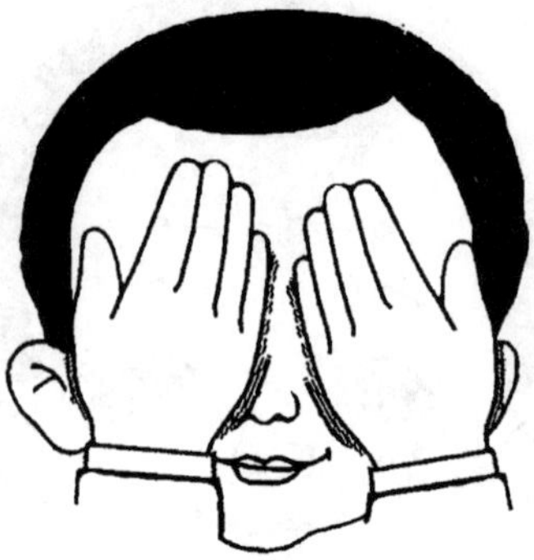

图 6-14 熨目

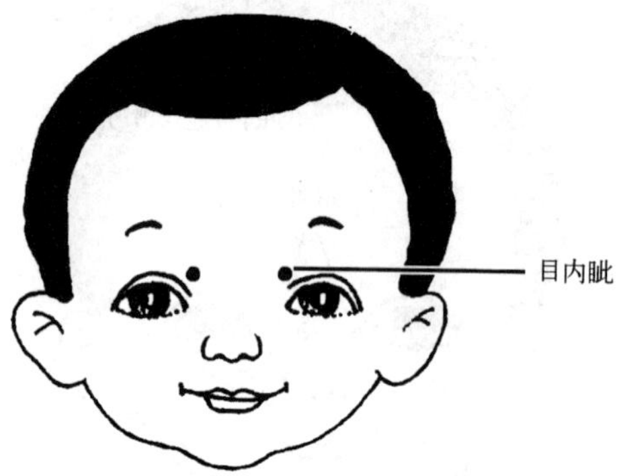

图 6-15 按目内眦

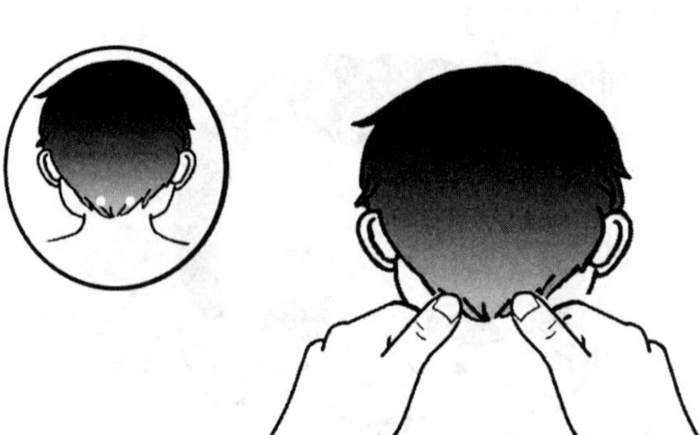

图 6-16 按揉风池

第 2 节　小儿抚触

小儿抚触是推拿按摩的一种特殊手法，是对小儿非特定部位肌肤施以轻柔的抚抹手法。

小儿抚触可以满足小儿身心需要抚慰，消除孤独、焦虑、恐惧等不良情绪，引起全身各器官系统的良性反应，从而促进小儿身心的健康发育。在这个过程中，情感的交流是极为重要的。在小儿尚无语言交流能力的情况下，通过肌肤接触这一非语言交际形式进行情感交流则是十分重要的。因此，兴起于 20 世纪 80 年代的小儿抚触是符合“生理—心理—社会医学”模式的。

根据中医理论，人体体表的特定部位与其器官、系统、脏腑存在着一一对应的关系。因此，可以通过运用各种抚触手法，起到平衡阴阳、调和脏腑、活血化淤、提高免疫、强体益智的作用。

1. 抚触概述

（1）抚触对象

新生儿、婴幼儿、早产儿、亚健康婴幼儿以及情绪困扰的婴幼儿。

（2）抚触时间

做抚触的手法一定要轻，以适宜小儿比较娇嫩的皮肤和躯体的特点。同时，还必须注意施行抚触的时间，通常选择在沐浴前后、午睡前及晚上睡觉之前。如果在白天两次哺喂之间抚触，一定要注意在小儿精神状态良好，不疲倦、不烦躁、不饥饿的情况下施行比较好，如果小儿有困倦表现，则不宜实施。

每次抚触时间，根据小儿年龄与体质特点，决定抚触时间，一般为 5 ~ 20 分钟。

（3）抚触准备

① 先将两手指甲修平、首饰摘掉后，清洁双手，再进行抚触操作。

② 抚触的房间要保持安静、清洁，房间温度需保持在 26~28 摄氏度为宜。

③ 抚触时小儿的体位要放松、舒适，操作时放一些舒缓柔和的轻音乐。

④ 提前把小儿的毛巾、尿布、需要替换的衣服准备好，随时备用。

⑤ 抚触前，先往手心里倒一些婴儿润肤油或润肤液，然后将双手来回揉搓至温暖，再进行抚触操作。

（4）抚触顺序

抚触时请遵行以下顺序：先抚触头面部、胸部，然后抚触腹部，然后再抚触上肢部、下肢前部，最后抚触背腰部、下肢后部及双足。

需要指出的是，抚触顺序应以小儿适应的体位、部位为准，比如，多数小儿不喜欢让触摸头部，尤其是剖宫产儿，就可以省略不做头部。

2. 抚触手法操作

（1）身体的正面抚触

1）头面部抚触

①头部抚触：将双手放在小儿的前额上，食指与发际齐平。双手同时向后抹动，经过头顶，移至枕后，重复数次（图 6–17）。

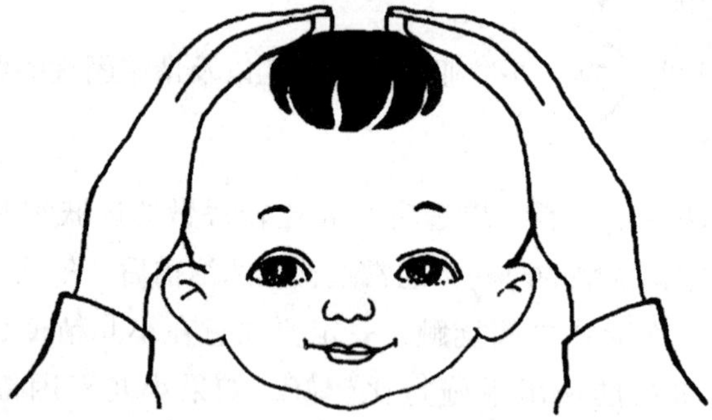

图 6–17　头部抚触

②前额抚触：将双手拇指置于前额中央呈直线分别向外推摩，反复几次；然后双手置于眉心呈直线沿眉弓向外推摩至双侧太阳穴，并在太阳穴处按摩数次（图 6–18）。

③颊部抚触：将双手拇指置于小儿鼻梁两侧，分别向外和向下按揉数次（图 6–19）。

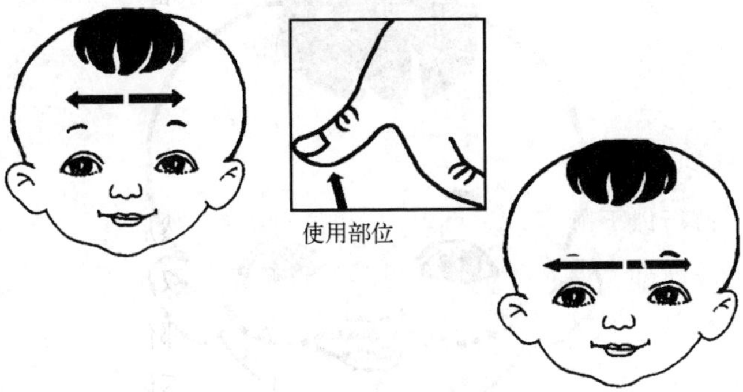

图 6-18　前额抚触

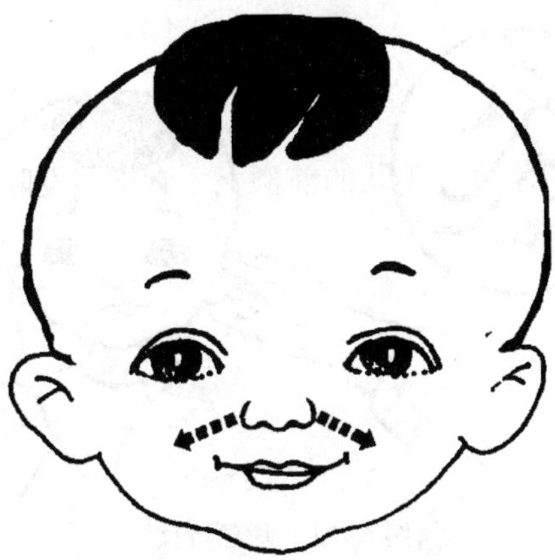

图 6-19　颊部抚触

④腭部抚触：将双手拇指置于小儿上唇人中处，揉人中穴数圈，然后向外滑动至口角数次；再向外上方按揉至双侧耳部数次；将双手拇指置于下唇中央，呈旋摩式按揉，然后重复上述抚触数次（图 6-20）。

⑤耳部按揉：以双手拇、食指捏住宝宝双耳廓上部，做小圆圈式的按揉至耳垂数次（图 6-21）。

⑥头部梳理：以指腹置于前发际从前往后梳理数次，以结束头面部的抚触（图 6-22）。

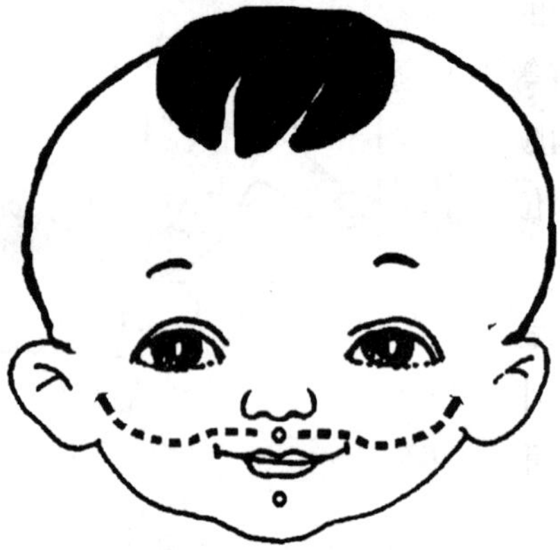

图 6-20　腭部抚触

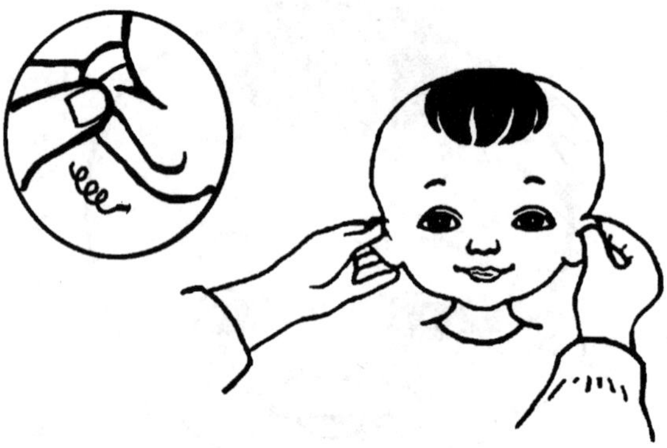

图 6-21　耳部按揉

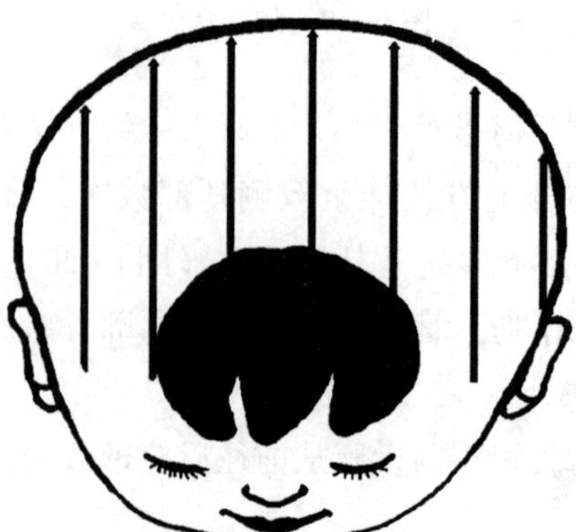

图 6-22　头部梳理

注意：对初次抚触的小儿以及触觉过分敏感的剖宫产儿、早产儿来说，都会拒绝头面抚触，只有等婴儿适应以后方可进行。可以从小儿喜欢的部位开始。另外，抚触部位的顺序、多少并不重要，重要的是你给小儿进行了抚触。根据全息学任何一个部位都可以起到抚触的作用。这是作者几十年的体会。

2）胸部抚触

双手食指和中指或者手掌在乳头周围，呈圆圈状抚摩数圈；再用两手的食指和中指或者手掌放在小儿胸部当中——乳头连线中点处，双手向两侧滑摩，然后又返回胸部正中，重复抚摸数次，达到宽胸理气的效果（图6-23）。

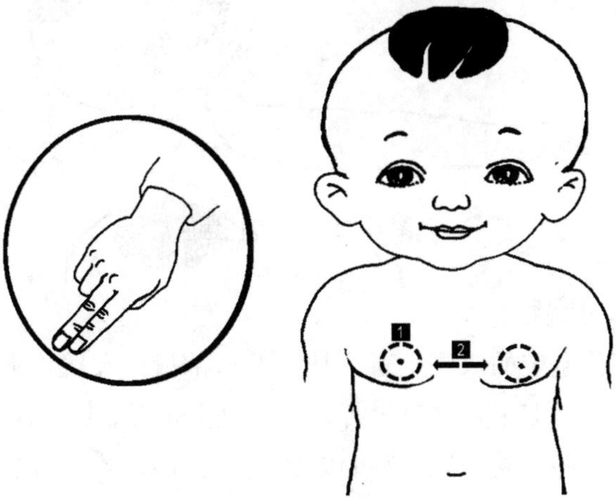

图6-23　胸部抚触

3）腹部抚触

①腹部大回旋式抚触：首先，以手掌从小儿右下腹部开始，以脐部为中心，做顺时针旋揉数圈，由轻轻抚摩到实在抚摩。然后，再逆时针方向同样旋揉数圈。从而达到调和五脏六腑功能的作用（图6-24）。

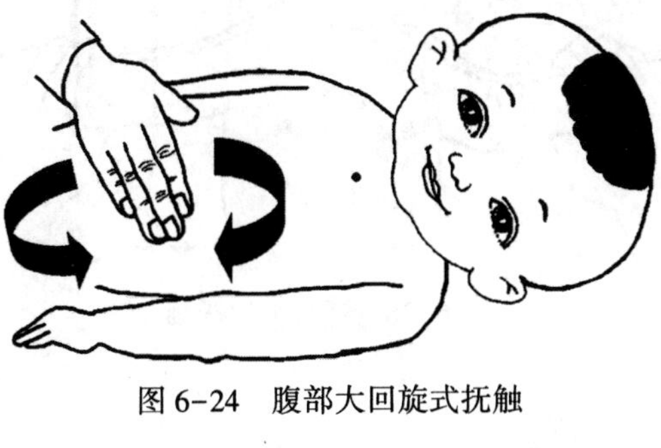

图6-24　腹部大回旋式抚触

②脐旁抚触：大回旋式抚触数圈后，开始肚脐部抚触。将食指和中指并拢放在脐旁，做回旋式按摩脐周数圈。松开压力，以手指在脐部（神阙穴）按揉数圈（图 6-25）。

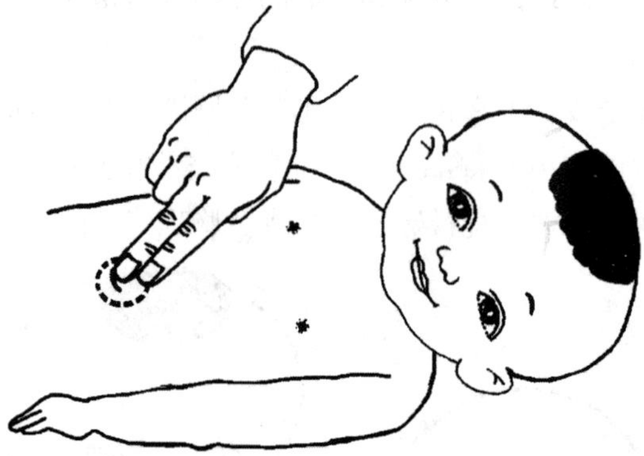

图 6-25　脐旁抚触

4）臂与手的抚触

双手分别握住宝宝的双侧上臂，从小儿肩部滑向上臂再滑向前臂至双手，在移向双手时，注意双手要同时运行。开始时小儿可能不会伸开双臂，等肌肉放松后，稍稍增加些“拉力”，就可以使小儿伸开双臂了。以上手法重复数次（图 6-26）。

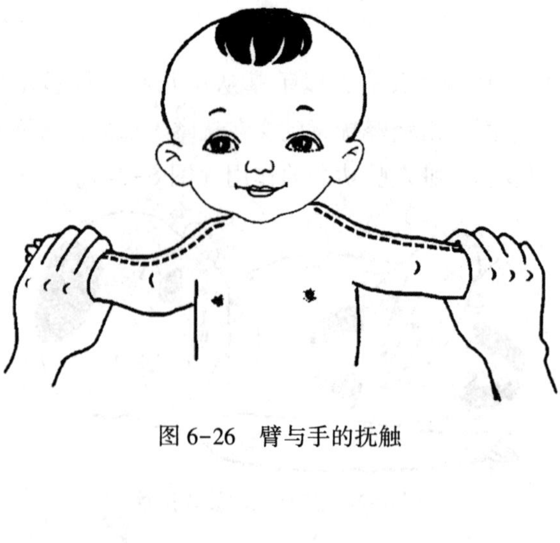

图 6-26　臂与手的抚触

5）手部抚触

用一只手托住小儿的一只手腕，用另一只手的拇指旋揉小儿手背，然后从掌心滑向指尖，并依次揉捏每个手指，轻轻牵拉每个手指，最后以同样方法抚触另一只手（图 6-27）。

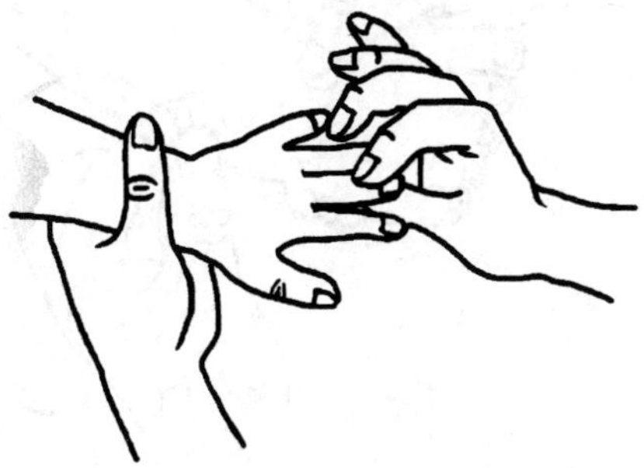

图 6-27　手部抚触

6）下肢及脚部抚触

①腿部抚触：一手握着小儿的踝关节，另一只手横握在大腿上部，以全手掌施压。操作者向外旋转手腕，手指呈扇状按住大腿，转向大腿后部，这时操作者的拇指按在大腿前上方，其他手指握在大腿下方，如此，从大腿上部向踝部滑动，揉捏数次。同样抚触另一条腿（图 6-28）。

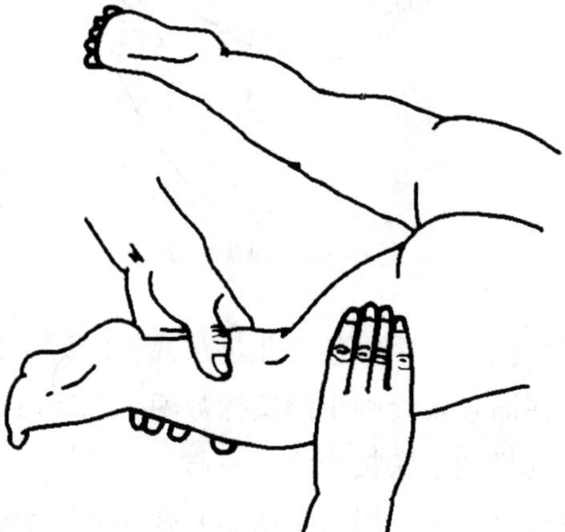

图 6-28　腿部抚触

②跟腱抚触：一只手握住小儿小腿肚并提起他的小腿，用另一只手的拇、食指揉捏踝关节数次；同样方法揉捏另一只脚的踝关节（图 6-29）。

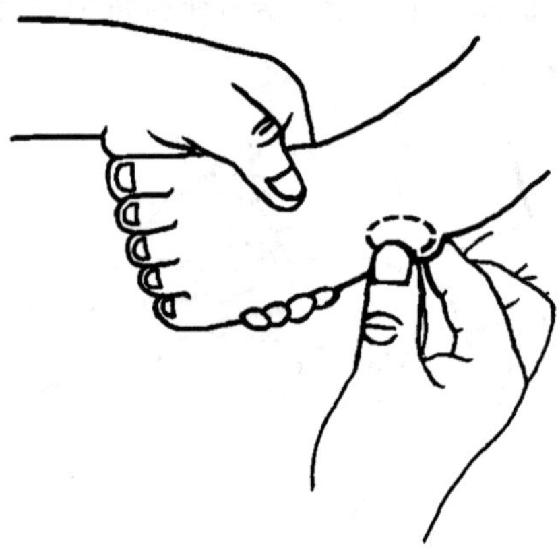

图 6-29 跟腱抚触

③脚背按揉：一只手握住小儿的踝关节，膝部弯曲。另一只手的拇指按揉足背数次。同样的手法按摩另一只脚（图 6-30）。

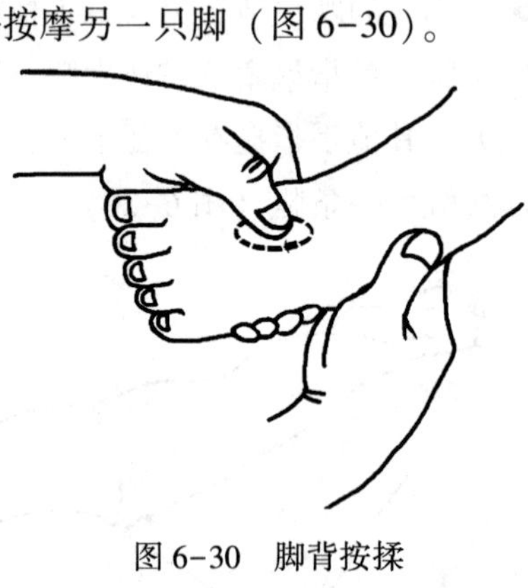

图 6-30 脚背按揉

④足心及足趾按摩：一只手握住小儿足踝部，以另一只手的拇指从足跟向足底前部推摩数次，在涌泉穴处画小圈按揉数圈，然后以拇、食指揉捏每个足趾数圈（图 6-31）。同样的手法按摩另一只脚。

⑤身体正面抚触结束手法：用右手从小儿胸部滑摩至腹部数次，再以双手握住双上肢从近端向远端滑摩数次，同样按摩双下肢。结束身体正面抚触（图 6-32）。

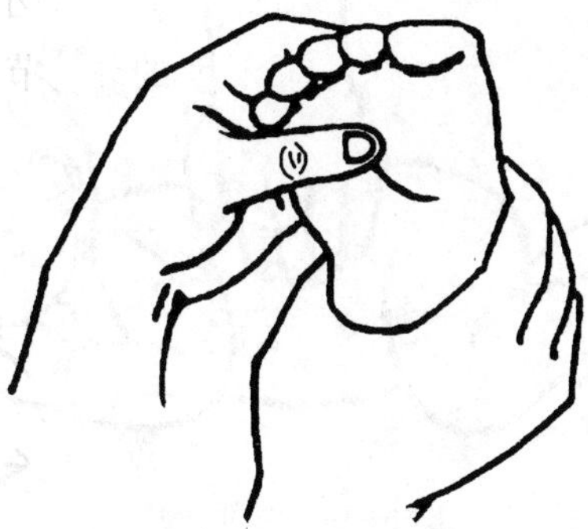

图 6-31　足心及足趾按摩

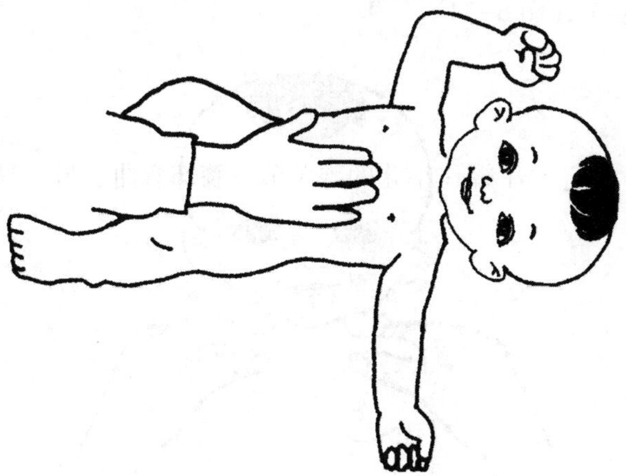

图 6-32　身体正面抚触结束手法

（2）身体的背面抚触

一般小儿都喜欢背部抚触，因为背部抚触很舒服。背部抚触需要取伏趴位，头侧向一边，或者趴在枕头上，趴舒适后再进行抚触。一直采取仰卧位或侧卧位的小儿刚开始时可能不适应伏趴位，操作者可以边勾头对话边抚触，小儿慢慢就会适应。

①背部抚摩：将一只手横放在小儿背部上方，向下抚摩至臀部，手法要缓慢而扎实，两手交替进行，重复操作数次（图 6-33）。

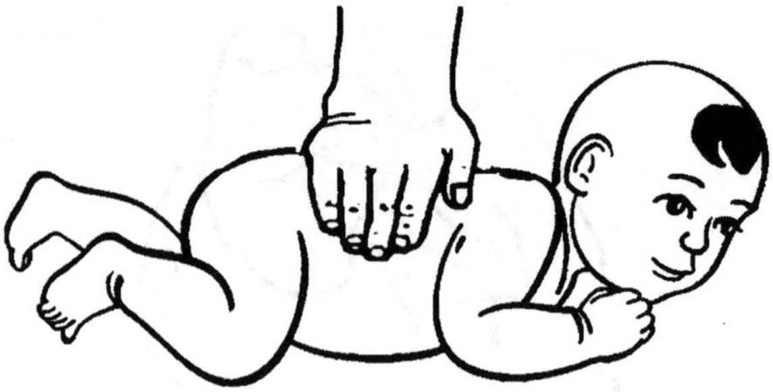

图 6-33　背部抚摩

②双肩抚触：双手分别放在小儿双肩部，从肩部向双手背抚摩，手法缓慢而扎实，重复数次（图 6-34）。

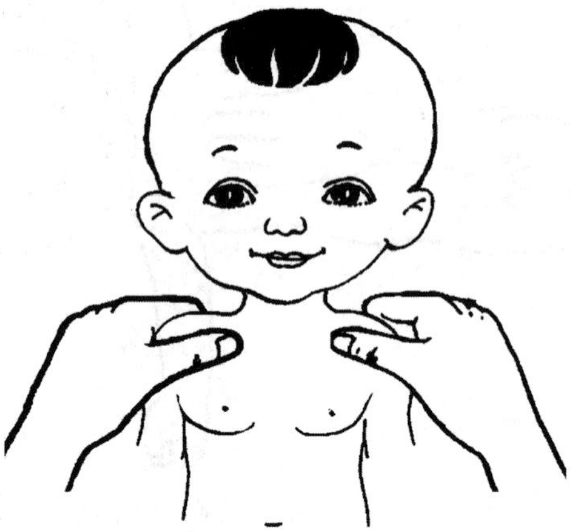

图 6-34　双肩抚触

③脊柱抚触：双手拇指置于小儿的脊柱两侧，从腰部画小圆式地向上旋摩，重复数次（图 6-35）。

④骶尾部抚触：将右手掌或者左手掌根置于小儿臀部正中上方，顺时针旋揉数圈（图 6-36）。

⑤臀部抚触：将双手掌分别置于小儿臀部，同时用双手掌旋摩臀部，左手逆时针旋转，右手顺时针旋转，然后反方向旋摩各数圈（图 6-37）。

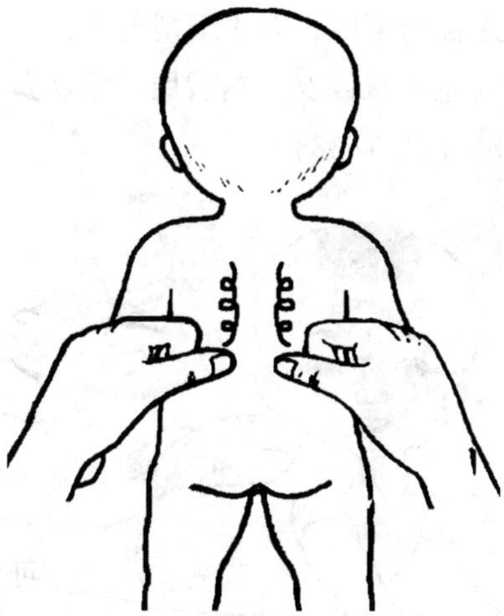

图 6-35　脊柱抚触

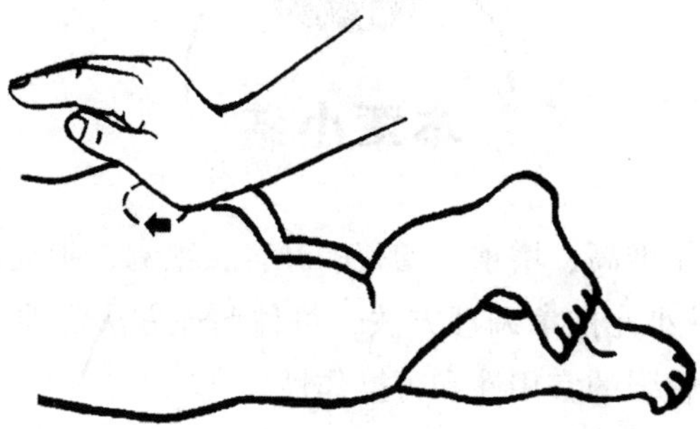

图 6-36　骶尾部抚触

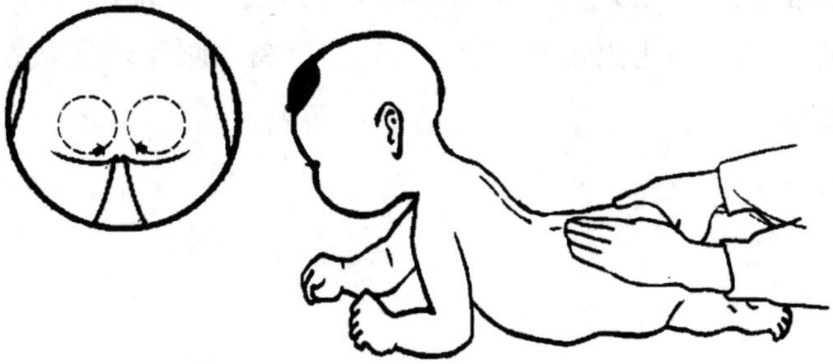

图 6-37　臀部抚触

⑥腿部抚触：臀部抚触结束后，双手下滑至小儿大腿、腘窝、小腿至双踝关节部位，如此连续扎实地抚摩数次。然后用手掌从背上部至下部轻轻拍打数次，以结束身体背面抚触（图 6–38）。

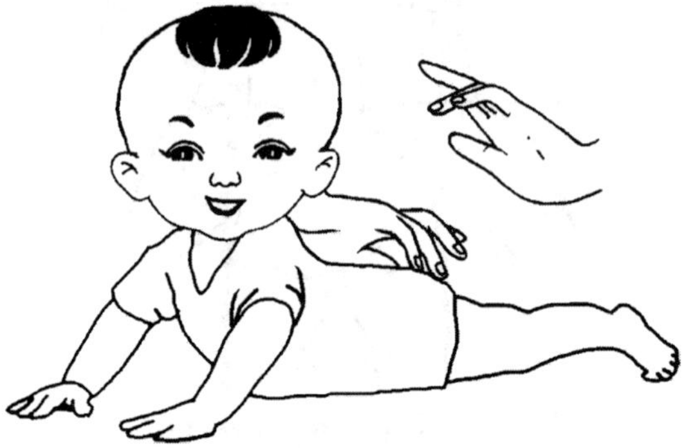

图 6–38　腿部抚触

本章小结

本章重点介绍了增高、增重、增智、开言、视觉、听觉、鼻咽、减肥、通便等最常用的 15 种小儿推拿调理方法，每种调理方法都涉及手法、作用和应用三个方面，具有很强的实用性和可操作性。

另外，小儿推拿按摩的另一种特殊手法则是小儿抚触。通过抚触可以使小儿身心受到抚慰，消除孤独、焦虑等不良情绪，对全身各器官系统起到积极的良性反应，因此兴起于 20 世纪 80 年代的小儿抚触得到越来越多的重视和应用。本章重点介绍了小儿抚触的对象、时间、准备、顺序以及以部位划分的抚触步骤和方法。

参考文献

吕明. 2013. 小儿推拿学. 上海：上海科学技术出版社.
刘明军，王金贵. 2012. 小儿推拿学. 北京：中国中医药出版社.
张素芳. 2014. 孙重三小儿推拿学. 青岛：青岛出版社.
于娟. 2018. 小儿推拿独穴疗法. 北京：人民卫生出版社.
田常英. 2015. 小儿推拿实用技法. 北京：人民卫生出版社.
郑军，佘继林. 2015. 冯氏捏积派小儿推拿. 青岛：青岛出版社.